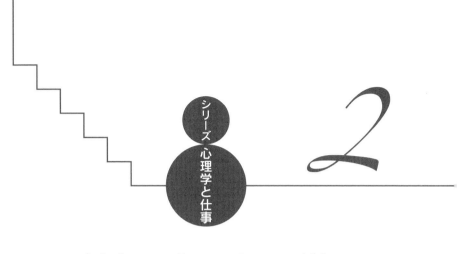

神経・生理心理学

太田信夫 監修
片山順一 編集

北大路書房

主に活かせる分野／凡例

 医療・保健
 福祉・介護
 教育・健康・スポーツ
 司法・矯正
 産業・労働・製造
 サービス・販売・事務
 IT・エンジニア
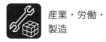 研究・開発・クリエイティブ
 建築・土木・環境

監修のことば

> いきなりクエスチョンですが，心理学では学会という組織は，いくつくらいあると思いますか？
> 　　　　　　　　10？　20？　30？　50？
>
> （答 ii ページ右下）

　答を知って驚いた方は多いのではないでしょうか。そうなんです。心理学にはそんなにもたくさんの領域があるのです。心理学以外の他の学問との境界線上にある学会を加えると 100 を超えるのではないかと思います。

　心理学にこのように多くの領域があるということは，心理学は多様性と必要性に富む学問である証(あかし)です。これは，心理学と実社会での仕事との接点も多種多様にさまざまであることを意味します。

　折しも心理学界の長年の夢であった国家資格が「公認心理師」として定められ，2017 年より施行されます。この資格を取得すれば，誰もが「こころのケア」を専門とする仕事に従事することが可能になります。心理学の重要性や社会的貢献がますます世間に認められ，大変喜ばしい限りです。

　しかし心理学を活かした仕事は，心のケア以外にもたくさんあります。私たちは，この際，心理学と仕事との関係について全体的な視点より，整理整頓して検討してみる必要があるでしょう。

　本シリーズ『心理学と仕事』全 20 巻は，現代の心理学とそれを活かす，あるいは活かす可能性のある仕事との関係について，各領域において検討し考察する内容からなっています。心理学では何が問題とされ，どのように研究され，そこでの知見はどのように仕事に活かされているのか，実際に仕事をされている「現場の声」も交えながら各巻は構成されています。

　心理学に興味をもちこれからそちらへ進もうとする高校生，現在勉強中の大学生，心理学の知識を活かした仕事を希望する社会人などすべての人々にとって，本シリーズはきっと役立つと確信します。また進路指導や就職指導をしておられる高校・専門学校・大学などの先生方，心理学教育に携わっておられる先生方，現に心理学関係の仕事にすでについておられる方々にとっても，学問と仕事に関する本書は，座右の書になることを期待していま

す。また学校ではテキストや参考書として使用していただければ幸いです。

下図は本シリーズの各巻の「基礎－応用」軸における位置づけを概観したものです。また心理学の仕事を大きく分けて，「ひとづくり」「ものづくり」「社会・生活づくり」とした場合の，主に「活かせる仕事分野」のアイコン（各巻の各章の初めに記載）も表示しました。

なお，本シリーズの刊行を時宜を得た企画としてお引き受けいただいた北大路書房に衷心より感謝申し上げます。そして編集の労をおとりいただいた奥野浩之様，安井理紗様を中心とする多くの方々に御礼を申し上げます。また企画の段階では，生駒忍氏の支援をいただき，感謝申し上げます。

最後になりましたが，本書の企画に対して，ご賛同いただいた各巻の編者の先生方，そしてご執筆いただいた300人以上の先生方に衷心より謝意を表する次第です。

監修者

太田信夫

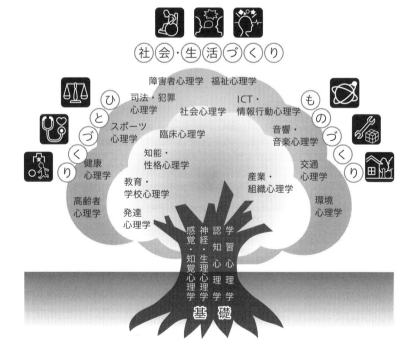

はじめに

　本書のタイトルである『神経・生理心理学』は，本シリーズの他巻のタイトルに比べて具体的イメージを抱きづらいかもしれません。それは，神経・生理という接頭辞が感覚，知覚，学習などのような研究対象ではなく，神経学（神経科学）・生理学という他の学問領域を指し，これらとの学際領域であることを示す名称だからかもしれません。

　我々の心と身体が密接に関係していることは日々経験していると思います。緊張すると手に汗握り，好きな人の前では胸がドキドキし，心配事があると胃がキリキリと痛みます。恥ずかしくて赤面した時など，身体が勝手に反応してしまい，かつそれに抗うことが難しくて，なおさら恥ずかしい，あるいは悔しい思いをしたこともあるかもしれません。自分の身体の変化だけでなく，他の人が冷や汗をかいていたり，顔を赤らめていたり，逆に顔が真っ青になったりしていることから，相手の心の状態を推測することもあるでしょう。これらのことから，身体の状態を計測することによって心の状態を探れるのではないか，という着想が得られます。特に，身体の反応は自分ではコントロールできないのであれば，これを計測することによって，本人が隠しておきたいことや本人も気づいていない本当の（!?）心の状態を評価することができるのではないかとも考えられます。

　逆に，身体が心に影響する例では，疲労や風邪などの病気で体の具合がわるいときには気分も落ち込みますし，カフェインやアルコールなどの物質の摂取が心に影響することもよく知られています。さらに，病気や事故で脳が損傷を受けると，損傷を受けた部位に応じて身体のマヒが生じたりするだけでなく，特定の心的過程に影響が現れます。このような身体や脳が心に及ぼす影響を調べることによって，「心は脳の産物」というとき，両者は具体的にどのような関係にあるのか，それが何を意味しているのか，を調べることができます。さらに，病気や事故で脳に損傷を負った患者さんに関して，症状の詳細を調べたり，予後を考えたり，適切なリハビリテーションを提供することも可能になります。

　神経・生理心理学の特徴を一言で表すならば，我々の心的過程を脳の働きの産物として捉える，ことでしょうか。我々が感じる，そしてコントロー

ルできない身体の変化の多くは自律神経系の反応ですが，これも脳の働きの反映です。

　この神経・生理心理学は我々の日常生活とどのような関係があるでしょうか？　第1章で，神経・生理心理学がどういう学問であるのかを概観したのち，代表的な例をご紹介していきます。

　まず，我々の心的過程は脳の働きの産物である，という命題を端的に示すのが，脳の損傷部位と影響を受ける心的過程との関係でしょう。山下光先生による「第2章　神経心理学」では，この問題を扱います。

　心を考えるときに身体を考えるということは，我々ヒトも動物の一種であるという当たり前のことをきちんと考えることでもあります。佐藤暢哉先生による「第3章　動物実験」では，心を理解するための動物実験について，その意義と実際が語られます。

　自らの状態をうまく主観報告できない子どもたちの心理評価のために生理指標を用いることも有用です。勝二博亮先生による「第4章　特別支援教育」では，感覚障害・知的障害・発達障害等に関わった特別支援教育における生体機能計測の重要性について紹介されます。

　生理心理学の応用例で最も有名なのは，いわゆる「ウソ発見」でしょう。口ではウソをつけるが，身体はウソをつけない，というわけです。科学警察研究所（執筆当時）の松田いづみ先生による「第5章　ポリグラフ検査」では，犯罪捜査で用いられているポリグラフ検査について，歴史や基礎，そして将来の可能性について紹介されます。タイトルがウソ発見ではなくポリグラフ検査なのはなぜか。もし誤解していたのなら，ぜひ認識を新たにしてください。

　心理学の応用というと，多くの人はまず「臨床」を思い浮かべることと思います。確かに臨床は非常に重要な領域ですが，心理学には我々の日常生活に関わる多くの応用も可能です。最後の「第6章　産業界への応用」では産業技術総合研究所の武田裕司先生に，産業界での応用について解説をお願いしました。産業界での研究活動において生理指標がいかに用いられているかについて紹介されます。

　各章では，現場の声として，まさに生の声を取り上げました。神経・生理心理学がどのように仕事と関係しているのか，より具体的にイメージできると思います。

　この領域で，我々の日常生活と非常に密接な関係にあるのが睡眠研究で

す。しかし，残念ながら紙面の関係上本書に含めることができませんでした。第 1 章に節を設けて睡眠に関する仕事について簡単に紹介しました。また，付録の推薦図書にも睡眠に関わる書物を紹介しました。ぜひ，睡眠についても調べて，そして考えてみてください。

　最後に，「心理学と仕事」というテーマだからこそ，一言つけ加えさせてください。最近特に多方面から「なんの役に立つのか？」と問われることが多くなって来たと感じます。役に立つのは大切なことです。しかし，ここで今一度「役に立つ」とはどういうことなのか，を考えていただきたいと思います。

　大学で学ぶべきことは，卒業後すぐに使えるスキルではありません。すぐに役に立つことはすぐに役に立たなくなることでもあります。基礎研究では，その成果が当時は考えもつかなかったように役に立つことはよくあることです。何より，役に立つか立たないかにとらわれず自分が面白いと思うことを問い続けられるのも大学（大学院）在学中だけなのかもしれません。時代が変わっても役に立ち続けられるためには何が必要なのかを考えつつ，脳・身体を通して心を考える楽しさを存分に味わっていただきたいと願います。

　　　　　　　　　　　　　　　　　　　　　　　　　編　者
　　　　　　　　　　　　　　　　　　　　　　　　　片山順一

目 次

監修のことば　i
はじめに　iii

第1章　神経・生理心理学へのいざない　1
1節　神経・生理心理学とは何か　1
2節　神経・生理心理学に関連する概念・基礎知識　4
3節　心と身体（脳）との関係　15
4節　睡眠に関わる仕事について　18
5節　神経・生理心理学の展望　19

第2章　神経心理学　23
1節　神経心理学とは　23
2節　神経心理学の実際　30
3節　職業としての神経心理学　43

- 現場の声1　高次脳機能障害の支援　……………………………………… 47
- 現場の声2　HIVの神経心理学的研究と臨床　………………………… 49
- 現場の声3　言語聴覚士　…………………………………………………… 51

第3章　動物実験　55
1節　こころの理解　55
2節　動物実験の意義　57
3節　脳の機能を調べる方法　62
4節　動物実験における倫理　65
5節　動物実験に関係する仕事　66

- 現場の声4　メディカルサイエンスリエゾン　………………………… 70
- 現場の声5　研究を社会へ拡げる動物実験　…………………………… 72

第4章　特別支援教育　75
1節　特別支援教育とそれに携わる人々　75
2節　感覚障害が教えてくれる脳の可塑性　76
3節　脳の機能障害による認知能力のアンバランスさ　80
4節　特別支援教育における生体機能計測データの活用　86
5節　おわりに　91

- 現場の声6　肢体不自由特別支援学校教員　…………………………… 93
- 現場の声7　発達支援での生理心理学的視点　………………………… 95

- ◉ 現場の声 8　特別支援学校での生理心理学 ……………………………… 97

第5章　ポリグラフ検査　99

- 1節　はじめに　99
- 2節　ポリグラフ検査とは何か？　100
- 3節　ポリグラフ検査の方法　103
- 4節　ポリグラフ検査で測定される生理反応　104
- 5節　判定成績　114
- 6節　まとめ　115

- ◉ 現場の声 9　　科学捜査研究所（科捜研）……………………………… 116
- ◉ 現場の声 10　科学警察研究所（科警研）……………………………… 125

第6章　産業界への応用　129

- 1節　生理心理学と産業界の関わり　129
- 2節　産業応用場面でよく用いられる生理指標　131
- 3節　産業界における生理心理学の現状とこれから　143

- ◉ 現場の声 11　電気機器メーカーでの脳波の活用 ……………………… 146
- ◉ 現場の声 12　輸送機器メーカーでの心理学スキルの有用性 ………… 148

付録　さらに勉強するための推薦図書　151
文献　153
索引　159

第1章

神経・生理心理学へのいざない

活かせる分野

1節　神経・生理心理学とは何か

1. 神経心理学とは

　神経心理学（neuropsychology）とは，狭義には病気や事故による脳の損傷によって生じる高次脳機能（higher brain function），すなわち，認知や行動の障害を調べることにより，脳と行動の関係を探る研究領域です。広義には正常な人や動物を対象にした実験神経心理学や比較神経心理学と呼ばれる領域も含みますが，普通に神経心理学という場合は，上述の臨床神経心理学を指すことが多く，損傷部位とそれによって生じる障害の関係を調べます。詳細は第2章を参照してください。

2. 生理心理学と心理生理学

　日本語で生理心理学という場合には，生理心理学（physiological psychology）と心理生理学（あるいは精神生理学：psychophysiology）を含めた上位概念として用いられることが多いです。心理生理学の代表的な国際誌である"*Psychophysiology*"誌の創刊号で，スターン（Stern, 1964）は独立変数（independent variable）が生理学的変数で従属変数（dependent variable）が心理学的変数であるものを生理心理学，逆に独立変数が心理学的変数で従属変数が生理学的変数で

あるものが心理生理学である，と定義しました。独立変数とは実験で実験者が操作する変数，従属変数とは独立変数に応じて変化する変数で，実験者が測定する測度（measure）です。上記の定義に従うと薬物や脳部位の破壊が学習や記憶に及ぼす影響を調べるのは生理心理学，不安や緊張が心拍数や脳波に及ぼす影響を調べるのが心理生理学となります。

　この定義に従った生理心理学は，心理学者が行う際には主に動物実験となりますが，心理生理学はヒトを対象として行うことが可能です。さまざまな状態での生理反応を測定する心理学研究は心理生理学なのですが，日本語だと〇〇心理学というほうが心理学らしく，これらを総称していうときには生理心理学ということが多いです。事実この領域の研究者が所属する日本の学会は「日本生理心理学会」ですが，この学会の機関誌は『生理心理学と精神生理学』というより厳密な名称です。

　ただし，すべての研究を独立変数と従属変数だけで定義することは困難で，より現状に即して新美（1985）は，心理生理学（精神生理学）を

> 精神現象に随伴して変化する身体現象，あるいは精神現象の基礎にある身体現象の変化を指標として，精神現象を客観的に研究するのが精神生理学である（新美，1985, p.3）。

と定義しました。最近のハンドブックに記載されている定義もほぼ同様で，

> 心理生理学は，生体における生理的原理や事象と関連づけ，そしてそれらを通じて，社会的，心理的，および行動的な現象に迫る科学研究（Cacioppo et al., 2017, p.6）

と定義され，ヒトの心的過程や行動を科学的に理解するための解剖学や生理学の自然な発展であるとしています（Cacioppo et al., 2017, p.5）。

　生理心理学では主に動物の脳を破壊したり刺激したりすることによって行動の変化を探ります。破壊は吸引，電流や薬物によって行い

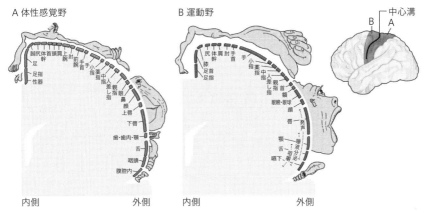

▲図1-1 ペンフィールドの電気刺激によって得られた体性感覚と運動の機能局在
(Kandel et al., 2013を改変)

ます。また，刺激は電極を差し込んで電気刺激を与えたり，薬物を脳に直接投与することもあります。ヒトを対象にする場合，実験のために脳を損傷させることはできませんが，上述の神経心理学では，自然に発生した脳の損傷と行動・認知の関係を探ります。さらに，開頭手術の際に脳に直接電気刺激を与えることもあります。代表例はペンフィールド（Penfield, W. G.）が体性感覚野や運動野での機能局在を示した研究があります（図1-1）。また，最近では経頭蓋磁気刺激（transcranial magnetic stimulation: TMS）という手法を用いて，外部のコイルで急激な磁場変化を生じさせ，電磁誘導によって脳に微弱な電流を生じさせることで，外部から脳を刺激することもできます。

　心理生理学の実験では主に，さまざまな状態にしたヒトの生理反応を記録します。具体的にどのような生理指標があるのかについて，次節で代表的なものを紹介します。ヒト以外の動物から脳活動を測定する場合には，脳に微小電極を差し込んで，単一のニューロン，あるいはニューロン群の活動を測定することもあります。

3．関連学会

　神経心理学に関わる国内の学会には，日本神経心理学会と日本高次脳機能障害学会があります。前者は医師や言語聴覚士が中心で心理学者の役員や一般会員は必ずしも多くないとのことです。後者は日本神

経心理学会と重なる会員も多く，加えてリハビリテーション専門医や作業療法士が多いのが特徴だそうです。生理心理学に関わる国内学会は前出の日本生理心理学会です。

それぞれの学会は機関誌（学会誌）として『神経心理学』『高次脳機能研究』『生理心理学と精神生理学』を発行しています。いずれの機関誌も J-STAGE* にて公開されています。国際学会や国際誌については，'neuropsychology''physiological psychology''psychophysiology' 等をキーワードに検索してみてください。

2節　神経・生理心理学に関連する概念・基礎知識

本節では，神経・生理心理学の研究を理解するために必要な知識・概念について，簡単に紹介します。第2章以降でも各章を理解するために必要な概念の説明はなされますので，ここですべてを理解しないと先に進めないというわけではありません。ご安心ください。

1. 神経系

我々の神経系（nervous system）は中枢神経系（central nervous system: CNS）と末梢神経系（peripheral nervous system: PNS）に大別されます（図1-2）。中枢神経系は脳（brain）と脊髄（spinal cord）に分けられ，脳はさらに大脳，視床，小脳などに分けられます（図1-3）。末梢神経系は，解剖学的には脳神経（cranial nerve）と脊髄神経（spinal nerve）に分けられます。脳につながる末梢神経が脳神経（12対），脊髄につながる末梢神経が脊髄神経（31対）です。他方，末梢神経系を機能的に分類すると，体性神経系（somatic nervous system）と自律神経系（autonomic nervous system）に分けられます。体性神経系には中枢神経系に情報を取り込む求心性（afferent）の感覚神経（sensory nerve）と，中枢神経系からの情報を出力する遠心性（efferent）の運動神経（motor nerve）があります。また，自律神経系は交感神経系（sympathetic nervous system: SNS）と副交感神経系（parasympathetic nervous system: PNS）に

---

* 科学技術情報発信・流通総合システム https://www.jstage.jst.go.jp

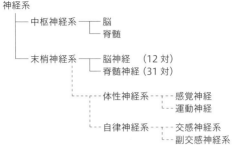

▲図1-2　神経系の分類

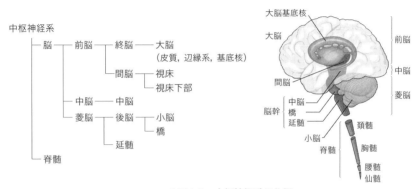

▲図1-3　中枢神経系の分類

分けられます。例えば，迷走神経（vagus nerve）はほとんどの内臓をめぐって副交感神経調整をしている副交感神経で，脳につながっているので解剖学的には脳神経（第X脳神経）です。

(1) ニューロン

　神経系において情報処理を行う担い手は神経細胞（nerve cell，あるいは，ニューロン：neuron）です。ヒトの大脳皮質には約140億個のニューロンが，また小脳には1,000億個以上のニューロンが存在するとされています。ニューロンにはさまざまな形態を持つものが存在しますが，典型的には細胞体と情報の入力を担う複数の樹状突起（dendrite），そして出力を担う1本の軸索（axon）を有しています（図1-4）。特に，長い軸索は神経線維（nerve fiber）と呼ばれ，長いも

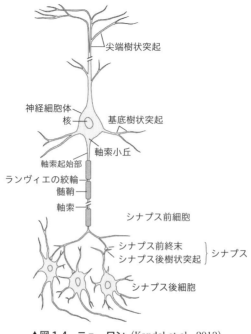

▲図1-4　ニューロン（Kandel et al., 2013）

のでは1 mに及ぶものもあります。

　ニューロン内では，情報は細胞膜でのイオンの透過性が変化することによって生じる膜電位の逆転である活動電位（action potential, あるいは，スパイク：spike）が軸索を伝わることによる伝導（conduction）によって軸索の先端に向けて伝えられます。活動電位を生じることをニューロンが発火するということもあります。軸索に絶縁体となる髄鞘（ミエリン鞘：myelin sheath）が巻き付くと，絶縁体の切れ目（ランヴィエ絞輪）を飛び飛びに伝わる効率のよい伝導が可能になります。これは跳躍伝導（saltatory conduction）と呼ばれ，髄鞘のない無髄線維の伝達速度が約1m/sであるのに対し，髄鞘を有する有髄線維の伝達速度は100m/sにもなります。

　ニューロンからの情報は軸索の先端からの伝達物質（neurotransmitter）の分泌によって他の器官に伝えられ，筋を収縮したり，内分泌を促したりしますが，情報が他のニューロンに伝わる

ことを情報の伝達（transmission）といいます。ここでのニューロン同士は接触しているわけではなく，ほんの少しだけ隙間（シナプス間隙：synaptic cleft）があり，そこに伝達物質が放出されることにより，情報を他のニューロンに伝えます。これはシナプス結合と呼ばれ，興奮性のシナプスでは次のニューロンの発火を促すように，抑制性シナプスは逆に発火を抑えるように働きます。各ニューロンがどれだけ強く賛成・反対しているか（時間的加重），そして，どれだけ多くのニューロンが賛成・反対しているか（空間的加重）が，ある種の多数決のように処理され，その結果がある閾値を超えると，情報を受け取ったニューロンで活動電位が生じます。これがニューロンでの情報処理の基本的な原理です。1つのニューロンに5,000〜10,000のシナプスがあると考えられています。

　ニューロンは生後細胞分裂を行わない分裂終了細胞で，皮膚や消化器の細胞のように古い細胞が新たな細胞と入れ替わることはありません（ニューロン以外には心筋細胞も分裂終了細胞です）。大人になると1日当たり，数万〜数十万個のニューロンが減ってゆく，などといわれることもありますが，ニューロンの総数から考えると心配することもなさそうです。ただし，アルツハイマー病などで大量のニューロンが死滅すると，重篤な症状を呈することになります。

（2）グリア細胞

　神経系での情報処理を担うのはニューロンですが，この働きを助けるグリア細胞（glial cell：神経膠細胞）も存在します。上に述べた通り，脳全体では1,000億個以上のニューロンがあるといわれていますが，グリア細胞はその2〜10倍はあると考えられています。また，グリア細胞はニューロンと違って細胞分裂します。グリア細胞はニューロンに栄養を送り老廃物を取り去る働きをしていて，同時に血管内皮とともに脳に有害な物質を通さない血液脳関門（blood-brain barrier）を形成します。ニューロンの伝導速度を上げる髄鞘もグリア細胞（中枢神経系ではオリゴデンドロサイト，末梢神経系ではシュワン細胞）ですし，ニューロンの位置を決めたり，その死後のスペースを埋める役割も果たしています。従来はこのようにニューロンの情報処理を助けるのがグリア細胞の働きと考えられてきましたが，最近

では，グリア細胞もシナプスの形成をコントロールするなど，積極的に神経系での情報処理に関わっていることも知られてきました。

（3）灰白質と白質

脳や脊髄にはニューロンの細胞体が集まっている灰白質と神経線維からなる白質があります（白質が白いのは上述の絶縁体［髄鞘］が脂肪でできているためです）。脳では大脳皮質の表面が灰白質で内部の白質を覆っていますが，脊髄では逆に白質が内部の灰白質を覆っています。脳で神経細胞が集まっているのは神経核と大脳皮質です。大脳皮質は多くの部位で6層構造からなりますが，各層の厚さなどが部位によって異なります。ブロードマン（Brodmann, K.）はこの層構造の違いによって大脳皮質を第1野から第52野に分類しました（いくつか欠番があるので，52領域あるわけではありません）。これはブロードマンの脳地図と呼ばれています（図1-5）。本来は解剖学的（細胞構築学的）な分類であったのですが，構造の境目が機能の境目とよく対応しており，現在でも脳地図として使われています。例えば，ブロードマンエリア17（BA17）は第一次視覚野，BA41，42は第一次聴覚野等です。

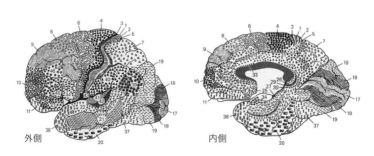

▲図1-5　ブロードマンの脳地図　（Kandel et al., 2013）

2．情報の入力と出力

(1) 情報の入力

　体性神経の感覚神経は文字通り，視覚，聴覚など各感覚器官（受容器）からの情報を脳に伝えます。外部の情報を取り入れる感覚神経は感覚器と大脳皮質の第一次感覚野をつなぐ経路です。多くの感覚は中継点として間脳の視床を経由します。例えば，視覚は眼球の奥にある網膜が光を神経信号に変換し，視神経，視交叉を経て視床（外側膝状核）で中継され視放線を経て後頭部にある第一次視覚野に到達します。聴覚は音，すなわち空気の振動を鼓膜で捉え，耳の奥の蝸牛で神経信号に変換します。これは脳幹のいくつかの核を経由して視床（内側膝状核）で中継され側頭部にある第一次聴覚野に到達します。また全身の皮膚からの感覚である体性感覚は視床（後外側腹側核：VPL，後内側腹側核：ML）を経由して頭頂部にある第一次体性感覚野に到達します（図 1-1 左側参照）。

　図 1-1 には体のどの部分からの情報を受け取っているか（投射：projection）が示されていて，これはペンフィールドの地図，あるいは脳内の小人（ホムンクルス）と呼ばれます。この小人は歪な形をしていて，唇や指先など敏感なところは面積が大きく背中など鈍感なところは面積が小さくなっています。これはすなわち，唇や指先などは脳の多くの部分を使っている，あるいは脳の大きな面積が割り当てられているから敏感である，ということです。同様に第一次視覚野は外界に対応する網膜位置に応じた配置を示し，視力のよい中心部には大きな面積が割り当てられています。

(2) 情報の出力

　逆に運動神経は脳から効果器に向けて情報を伝えます。随意的な運動は大脳皮質の第一次運動野（図 1-1 右側）が起点となり，対応する効果器に命令が伝えられ，筋が反応します。首より下の脊髄を介する皮質脊髄路（corticospinal tract，あるいは，錐体路：pyramidal tract）と頭部の随意運動を司る皮質核路（corticonuclear tract，あるいは，皮質延髄路：corticobulbar tract）からなります。しかし，随意運動はこれらの経路だけではうまくゆきません。スムーズな運動

は大脳基底核や小脳による錐体外路系（extrapyramidal system）による無意識の微調整によって成り立っています。

　なお，脳を介さない運動出力には反射（reflex）があります。典型的には膝の下を軽く叩くと足が跳ね上がる膝蓋腱反射があります。これは，叩かれることによって腱が伸びたという信号が脊髄に伝わり，それが運動神経に伝えられ筋が収縮することで生じます。同時に膝の下を叩かれたという情報と筋肉が収縮したという情報が脳に伝わるので，これらが生じたことを意識することはできますが，この反射の経路に脳は含まれていないので，反射を意識的にコントロールすることはできません。

　緊張して手に汗握ったり，好きな人の前で胸がドキドキする等，我々が主観的に感じる身体の変化の多くは自律神経系の働きの結果で，これも中枢神経系からの出力の1つです。多くの場合，交感神経系と副交感神経系は拮抗的に働き，一方が優勢になると他方は抑制されます。戦うか逃げるか（fight or flight）といった緊急事態にエネルギーを供給するのが交感神経系の働きで，逆にリラックスして休息しているのは副交感神経系が優勢な時です。多くの器官は両者の影響下にありますが，緊張したときに手に汗握る，といった精神性発汗や鳥肌を立たせる立毛筋等，交感神経系のみの支配下にある器官もあります（表1-1）。

　大脳皮質での機能局在については何度か触れてきました。大脳皮質で感覚野（sensory cortex）と運動野（motor cortex）以外を連合野（association cortex）と呼びます。脳の進化の特徴はこの連合野の拡大で，ヒトの脳の特徴は非常に大きな連合野を持つことにあります。

　中枢神経系の大きな原則として，入力は後ろから，出力は前からというものがあります。脊髄での入力は後ろから，出力は前からです。また，大脳皮質においても，図1-1にあるように体性感覚野は中心溝の後ろ側，運動野は中心溝の前側にあります。さらに，視覚野・聴覚野などは脳の後ろ側にあります。また，対側支配といって，右側（左側）の情報は主に左側の（右側の）大脳皮質へ伝えられ，また，右側（左側）の運動は左側の（右側の）大脳皮質が司っています。

　神経系についてさらに知りたい場合は，カンデルら（Kandel et al., 2013／金澤・宮下［監修］, 2014），ベアーら（Bear et al.,

▼表1-1 自律神経系の交感神経および副交感神経分枝の刺激作用によって媒介される機能（Andreassi, 2007, p. 68／今井［監訳］, 2012, p. 82）

臓器	交感神経	副交感神経
心臓	心拍増大	心拍減少
胃	蠕動（消化）の抑制	蠕動（消化）の促進
唾液腺	唾液の減少と濃縮	唾液分泌増大
目の瞳孔(虹彩筋)	放射状筋の収縮を通じての散大	括約筋の縮小による収縮
汗腺	汗腺活動の増進	汗腺への入力は不明
皮膚立毛筋	体毛を「立たせる」	立毛筋への影響は不明
肺	気管支膨張による空気循環量の増大	気管支収縮
内臓と四肢	緊急時の血流量減少	緊急時の影響は不明
横紋筋	緊急時の血流量増大	緊急時の影響は不明
性器	オルガスム時優位	性的覚醒時の性器への血流量増大
副腎線	緊急時のアドレナリン分泌	緊急時の影響は不明
血管	収縮度による直径の調節	血管への入力は不明

2006／加藤ら［監訳］, 2007），カールソン（Carlson, 2012／泰羅・中村［監訳］, 2013）等を参照してください。

3．種々の生理指標

(1) 電気活動の指標

　ここでは，主に心理生理学研究で用いられる生理指標について概説します。まず，精神性の発汗を測定するために掌や指に2つの電極をつけてその間の電気抵抗を計測する皮膚伝導活動の計測があります。古い論文や本だとGSR（Galvanic skin response）と表記されているものです。これは通電法と呼ばれる電気を流す方法ですが，実際に流れる電流は極めて少なく，被験者がビリビリと電気を感じることはありません。理科の実験で，電流を測るときには回路を切断してそこに電流計を挿入したことを思い出してください。

　これに対して，電圧を測るときには回路を切断することなく，外部から電圧計を当てて測定します。人の電気活動を計測する多くの方法はこ

の電位法で,生体(観測対象)に影響しない方法です。おそらく最も有名なのは心電図ではないでしょうか。英語では electrocardiogram といい,electro が電気,cardio は心臓,gram が図を表し,心臓の電気活動の図,という意味で心電図(ECG)と呼びます。心臓の代わりに筋の活動を測ると cardio の代わりに筋を示す myo を入れた electromyogram(EMG:筋電図),眼球なら occulo を入れた electroocculogram(EOG:眼電図)となります(表1-2)。もう1つ有名な脳波も,厳密には脳の電気活動という意味で electroencephalogram(EEG:脳電図)というほうが学術的にはより正確ですが,脳波(brain wave)といっても間違いではありません。電気の代わりに磁気活動を計測するものは冒頭の electro を magneto に置き換えた magnetencephalogram(MEG:脳磁図),magnetcardiogram(MCG:心磁図)等と呼ばれます。

脳波や MEG が反映しているのはニューロンの活動電位ではありませんが,電気活動を測っているのでミリ秒単位の活動を分析することができ,時間分解能(temporal resolution)は非常に高いです。しかしながら,その活動が脳のどこの働きかという空間分解能(spatial resolution)は,次に述べる脳イメージング法に比べると非常に劣ります。

▼表1-2　電気生理学的反応の略称

●電気活動を計測するもの		
electrocardiogram	ECG	心電図
electromyogram	EMG	筋電図
electrooculogram	EOG	眼電図
electroencephalogram	EEG	脳電図
electroencephalograph		脳波計
electroencephalography		脳波記録(法),脳波学
●磁気活動を計測するもの		
magnetoencephalogram	MEG	脳磁図
magnetocardiogram	MCG	心磁図

（2）代謝活動の計測

電気活動ではなく代謝活動を測る指標の代表は機能的磁気共鳴画像法（functional magnetic resonance imaging: fMRI）でしょう。これは活動した脳部位ではその後局所的に血流量が増えることを利用して，どの部位の活動が増加したか（あるいは低下したか）を示す手法です。同様に，放射性同位元素をつけてマーキングした水や糖などを体内に注入し，その物質の分布をみることにより，脳のどの部分が活動したかを調べるのが陽電子断層画像（positron emission tomography: PET）です。

これらのいわゆる脳イメージング法は，脳波よりも空間分解能に優れており，脳のどこが活動したかをより詳細に示すことができます。

（3）生化学的指標

心理的ストレスは身体に影響し，これが慢性化することで健康が損なわれることもあります。心理的ストレスは自律神経系，内分泌系に影響することが知られており，生理心理学研究でも生化学的（biochemical）指標が用いられるようになってきました。代表的なものとしては，自律神経系の指標としてのカテコールアミン（アドレナリン，ノルアドレナリン），内分泌系としてはコルチゾールやオキシトシン，メラトニン，あるいは性ホルモン，そして免疫系の指標としてナチュラルキラー細胞などの免疫機能，サイトカインが用いられます。

これらは採取した唾液や血液を分析するので，例えば唾液など，実験室に来るまでもなく，日常生活下での状態を評価することもできます。

4．主な生理指標

ここでは心理生理学の研究で用いられる代表的な指標について，もう少し説明を加えます。

中枢神経系の指標の代表は脳波でしょう。脳波は覚醒水準の変化に応じてその周波数と振幅が変化します，安静にしているときには後頭部を中心にα波（8-13 Hz）が出現します。脳が働き始めると，α波が消失し，周波数が高く振幅の小さいβ波（>13 Hz）が優勢になり

ます。逆に覚醒水準が低下して眠くなるとθ波（4-8 Hz），眠ってしまうとδ波（0.5-4 Hz）が出現し，浅い眠り，深い眠り，さらには昏睡状態と覚醒水準が低下するにつれて高振幅徐波化します。このように脳波は状態の指標として用いられることが多いですが，刺激の出現やボタン押し反応等，特定の事象を時間的基準点として，脳波を加算平均処理することによって，その事象に対する脳の反応を調べることができます。これは事象関連脳電位（event-related brain potential: ERP）と呼ばれ，脳の情報処理過程を非常に高い時間分解能で調べることができます。

　脳イメージングを用いることによって，脳のどこが活動したかを高い空間分解能で検討できると紹介しましたが，fMRI研究はどこがだけでなく，脳領域間の関係性や心の状態の推定（デコーディング）も試みられています。

　自律神経系指標の代表は，精神性発汗を反映する皮膚電気活動（electrodermal activity）でしょう。上述の通電法による抵抗の変化を測る皮膚伝導度活動（skin conductance activity）と電位法で電圧を測る皮膚電位活動（skin potential activity）があります。それぞれに持続的な（tonic）状態を反映する水準（skin conductance level: SCL, skin potential level: SPL）と刺激に対する反応などの一過性（phasic）の反応（skin conductance response: SCR, skin potential response: SPR）があります。

　胸がドキドキするなど，心臓の活動も我々の心的活動との対応を感じやすい反応です。1分当たり何拍拍動があるかという心拍数（heart rate: HR）と，拍動のばらつきである心拍変動率（heart rate variability: HRV）等が指標として用いられます。

　骨格筋系（skeletal muscle system）の指標の代表は筋活動の記録でしょう。例えば，顔面の表情筋の活動を筋電図で計測することによって，外部から観測できないほどの微小な表情表出を捉えることもできます。

　視覚－運動系（visuo-motor system）指標の代表は眼球運動です。電気生理学的方法だけではなく，赤外線の反射量を測ったり，目の画像に対する画像処理など，さまざまな測定方法がありますが，生理指標と捉えられることが多いです。読書時や画像を観察して何かを探し

ているときに，どこをどれくらいの時間見ているか，といったことを測定することができます。視線の分析以外には瞳孔の大きさの変化や瞬目も指標として用いられます。

　ここでは生理指標のみを紹介しましたが，神経心理学では直接生理指標を使うだけでなく，神経心理学的検査を用いて行動を調べることによって，脳の状態を評価することもできます（第2章参照）。

5. その他の知識

　皮膚電気活動，脳波，心電図等は電流や電圧を測定するわけですから，簡単な電気の知識はあったほうが理解しやすいと思います。電流は電圧に比例し抵抗に反比例するというオームの法則を思い出してください。また，直流・交流や，交流抵抗としてのインピーダンスはこの領域の論文にもよく出てきます。さらに，電場と磁場が直交するということを知っておくと MEG 等の理解が進みます。

　多くの生理反応は時間に伴う変化という時系列データとして記録され，「脳波」という言葉が示すように，波として記述されます。さらに，記録される非常に小さな信号を増幅したり，記録したデータから不要な情報（ノイズ）を除去するためにフィルタリングを行うので，周波数や振幅，位相といった波に関わる知識もあったほうがよいと思います。

　もちろん，これらの知識あったほうが理解しやすいということで，これらの知識がないと，神経・生理心理学の研究を理解することはできないというわけではありません。

3節　心と身体（脳）との関係

　神経心理学，生理心理学，あるいは心理生理学はいずれも心と身体（あるいは脳）との関係を探る研究領域です。これらに共通する基盤は，我々の心的過程は脳の働きの産物である，という前提です。

　心的過程を理解するためには，あるいは理解できたというためには，神経のレベルで説明できなくてはならない，という最も厳しいレベルもあれば，心的過程をモデル化する際に神経系での制約を考慮すべきであるというややゆるいレベルもあり得ます。あるいは，心的過程を

探るためのモノサシとして，主観報告等では測定できない心的過程を測るために生理指標を使う，という立場では，極端にいえばその生理反応が生じるメカニズムはわかっていなくても，心的過程との対応関係がしっかりしていればよい，という考えもあり得ます。

ここではまず，心理変数と生理変数の関係について見てみましょう。

1. 心理変数と生理変数の関係

我々は緊張すると手に汗をかきます。これは体温調節のための温熱性発汗と区別して，精神性発汗と呼ばれます。では，緊張と精神性発汗との関係はどのようなものでしょうか？ 多くの人は，掌に汗をかいたから緊張したのではなく，緊張したから汗をかいたと考えるでしょう。緊張が原因で発汗が結果だとすれば，これは因果関係と考えることができるでしょうか？ 緊張が生じる原因は別にあるでしょう。例えば人前でスピーチをすることになって緊張していると考えると，スピーチをするという事態が緊張を誘い，同時に直接発汗を生じさせている可能性もあり，この場合には緊張自体は精神性発汗の原因ではないことになります。「緊張」を介さずに発汗が生じるとは考えづらいですか？ もう1つ別の例を考えてみましょう。山道を歩いているときに細くて長い物が目に入りました。ヘビかと思って驚いて後ずさりし心臓はドキドキしましたが，よく見てみるとヘビではなく汚れたロープでした。この時の身体の反応は「驚いた」という心理変数が原因で生じたのでしょうか？ あるいは細くて長い物という視覚刺激が身体と心理にそれぞれ反応を生じさせたのでしょうか？

因果関係か相関関係かはおいておいて，掌に発汗していればその人は緊張しているといえるでしょうか？ 緊張と発汗の関係が「1対1」であれば，掌の発汗は緊張の指標（モノサシ）になり得ます。ただし，緊張以外にも精神性発汗を生じる心理変数があるならば，すなわち心理変数と生理変数が「多対1」の関係にあるならば，発汗しているからといって緊張しているとはいえなくなります。

精神性発汗は交感神経系の活動ですから，これを生じる変数は1つには決まりません。しかし，被験者は緊張している，とあらかじめ特定できていれば，精神性発汗を緊張を測定するためのモノサシとして使うことは可能です。ここで重要なのは両者の量的関係です。緊張が

強いほど発汗量が増えるか，その関係は線形なのか等がわかれば，特定の状況において緊張の程度を測定することができるようになります。

　最後に，脳波のα波について考えてみましょう。α波はリラックスの指標といわれることがあります。確かに個人内では，よりリラックスするとα波が増えるという関係が成り立つことが多いですが，α波の出現には大きな個人差があり，まったくリラックスしていなくてもα波が出る人もいれば，すごくリラックスしていてもα波が出ない人もいます。したがって，個人間でα波の量を比較して，α波がたくさん出ている人のほうがリラックスしているとはいえません。さて，よりリラックスすればα波が増えるとすれば，α波の量でリラックスの程度を測ることができます。しかし，α波が出れば（増えれば）その人は（より）リラックスとしているといえるでしょうか？　巷ではα波を出すための方法というのを目にすることがありますが，α波を出す（増やす）ことは心的過程に影響するのでしょうか？　ある処置を行うことによって，よりリラックスすることができ，その結果としてα波が増えるのであれば，その処置にはリラックスさせる効果があるといえるでしょう。しかし，その処置が単にα波を増やすだけだとしたら，α波は増えるがリラックスの程度は変わらない，ということも起こり得ます。

2．生理指標が反映するもの

　例えば，心拍数の変化は上がるか下がるかしかありません。だからといって，単純なものしか反映しないかといえばそうでもありません。まずは量の評価，すなわち，すごく上がったのか少し上がったのかという変化量を評価することができます。また，どれくらいのスピードで変化したか，あるいはいったん上がったものがどれくらいの時間をかけてもとに戻るかという，時系列変化を評価することもできます。

　さらに，1つの指標だけではなく，複数の指標の振る舞いを調べることも有用です。1つの指標の変化が上がる，変化なし，下がるという3パターンあるとすると，2つの指標では3×3の9パターンを区別することができます。このように複数の指標を同時記録することをポリグラフと呼びます。特に，「変化なし」はその指標しか記録していないときには情報量は多くありませんが，複数の指標を記録してい

るときに，他は変化しているのにこれは変化なし，という場合は重要な意味を持ちえます。もちろん，実際はこれほど単純ではありません。ここでは複数の生理指標を記録する重要性として単純化して説明しましたが，多くの指標は自律神経系の支配下にありますので，交感神経優位か副交感神経優位かによって，複数の指標の変化パターンのすべての組み合わせが起こりえるわけではありません。

　もう1つ非常に重要な問題は，主観と生理反応の乖離です。主観報告と生理指標が示すものが一致しない場合，いったいどちらが本当なのでしょうか？　ウソの回答をしている可能性がある場合は，そのウソを暴くという生理指標の得意とする状況です（第5章参照）。しかし，ウソをついてない場合はどうでしょう。例えば2つの商品AとBを見せて，どちらが好きか聞いたとします。本人は明らかにAのほうが好きなのでそのように答えます。しかし，好みを測る生理指標は，その人はBを好んでいると判定しました。この人は自分ではAが好きだと思っているけど「本当は」Bが好きなのでしょうか？「本当の」自分，という観点から，後者のほうが魅力的だと感じる人もいるかもしれません。では，すごく悲しかった時のことを思い出してみてください。もしその時に，身体の反応を測定されて，「いや，あなたは本当は悲んでなんかいませんよ」と言われて，そうか本当は自分は悲しくなんかないんだ，と納得できたでしょうか？　痛みはどうでしょう。自分では痛くてたまらないのに，生理指標は痛くないと判定した場合，痛いのでしょうか，痛くないのでしょうか？　残念ながら，この問題に対する簡潔で明快な解答はありません。皆さんも，ぜひ考えてみてください。

4節　睡眠に関わる仕事について

　睡眠（sleep）は生理心理学研究の中で非常に重要な位置を占めます。紙面の都合上，独立して睡眠の章を設けることができませんでしたので，ここで少しだけ睡眠に関わる仕事について触れておきます。

　睡眠中は急速な眼球運動（rapid eye movement: REM）が生じるレム睡眠と，REMが生じないノンレム睡眠が交互にやってきます。レム睡眠中はたいてい夢を見ていて，体が動きません。ノンレム睡眠

は段階1〜4に分かれ，脳波で判定します。数字が大きいほど睡眠が深いことを示します。このように脳波と眼球運動，抗重力筋であるオトガイ筋（顎の筋肉）の活動を測定すると，眠っている被験者の睡眠を妨害することなく睡眠状態を観察することができますので，まさに生理心理学・心理生理学研究の強みを生かした研究領域であるといえます。

　我々は人生のおよそ3分の1を眠って過ごしています。睡眠の質の問題は生活の質（QOL）に直結する問題ですし，睡眠の障害は場合によっては多くの人命に関わることもあります。

　睡眠と関連する仕事にはどのようなものがあるでしょうか。まず研究に関わっては，睡眠に関する基礎研究に加えて，応用研究として，枕，ベッド，布団，室内照明，あるいはサプリメント等睡眠の質を高めるための機器や製品，システムの開発が挙げられます。逆に日中の居眠りを防ぐための居眠り検出・防止システムの開発も重要な研究です。さらに，夜勤や不規則労働などがある企業等での労務・安全管理や，不眠症患者に対する認知行動療法の施法，乳幼児や不登校者・児など睡眠に関するカウンセリングなどの相談業務もあります。

　他には，健康教室等で睡眠と健康に関わる指導や，寝具売り場で自分に合った枕選びを手伝ってくれるピローフィッターなども睡眠に関わる仕事と位置づけられます。また，ホテルなどの宿泊施設での睡眠の専門家は今後需要性を増すのではないでしょうか。ビジネスマンが出張で宿泊する場合や，家族でレジャーのために宿泊する場合は，普段とは異なる環境で眠ることになり，ここでの睡眠をいかに快適なものにするかは，ビジネスの成否や旅行の楽しさと直結する問題です。

5節　神経・生理心理学の展望

1. 技術的な発展

　望遠鏡や顕微鏡，あるいはX線が，これまで見えなかったものを観察可能にすることによって科学が進歩してきました。脳波など昔からある指標に加えて，MRIによって頭を開けることなく脳の構造を観察できるようになり，さらに，同じ原理で脳の働きを知ることができるようになって，神経・生理心理学の領域は大きな発展を遂げまし

た。今後も，これまで測ることのできなかった反応を測るための新たな技術が開発されることによって，さらなる発展が期待されます。

　同時に，今すでにある測定法の改良も重要です。例えば脳波計は高性能化・小型化し，頭皮上から，数十チャンネル，場合によっては百チャンネルを超える脳波を記録することができるようになりました。また，筆者が学生時代の生体反応の記録といえばノイズとの戦いでしたが，生体アンプの高性能化が進みノイズのないきれいな記録を簡単に行うことができるようになりました。

　センサーの改良も重要です。何より被験者の負担を減らすことが重要で，体中にセンサーをつけられてリラックスしろと言われても無理な話です。最近は非接触で生理反応を計測する技術も出てきました。（倫理的な問題はクリアする必要がありますが）被験者に知られることなく生理反応を記録することも可能になってきています。

　装置の発展に加えて，得られたデータ処理の手法の開発も重要です。特に，これまでよりもかなり大量のデータを手にすることができることから，これまではできなかった分析手法の開発も期待されます。最近では機械学習を用いて生理反応の解析を行う試みもあります。

　心理活動の指標として用いることを考えると，技術的な進歩に加えて，指標そのものの吟味も重要です。記録した生理反応が何を反映するのか，この反応が生じるメカニズムはどうなっているのか等，モノサシ自体の研究も怠るわけにはいきません。上の主観と生理指標の乖離のところで，好みの測定の例を挙げました。実際の実験で生理指標が主観と異なる結果を示したとしたら，それは好みの異なる部分を反映しているのかもしれません。好みとはどういう下位過程で構成されているのか，すなわち好みとは何かという根本的な問題に立ち返るきっかけにもなるでしょう。

2．心理学としての発展

　最近はAIが発達してきて，将棋や囲碁で人間を打ち負かしたり，話し言葉で指示ができたり，自動翻訳の精度も驚くほど高まってきました。認知の応用としてみれば，例えば，どうすればうまく，そして素早く翻訳できるのかが重要になります。ヒトがどうしているのかは重要な手がかりになるかもしれませんが，ヒトのやり方よりも効率的

な方法があればそちらを使うべきですし,ヒトと同じ間違いを犯すのでは,AIを使うメリットは半減するかもしれません。

　しかし,心理学の目的は,ヒトはどのようにしているのか,を明らかにすることです。ここで重要なのは,我々の心的活動への脳や身体の構造・機能からの制約を理解することです。我々が外界から得る情報は我々の感覚器の特性に依存しています。猫や犬は我々には聞くことのできない高い音を聞くことができますし,昆虫は我々の見ることのできない紫外線を見ることができます。また,我々が外界を認識する際には身体の大きさや形態の影響を受けているでしょう。同様に我々の心的活動は脳の構造や機能による制約を受けていることは明らかです。

　心理学がヒトの心的活動を明らかにすることを目的とする限り,神経・生理心理学は常にその重要な部分を占め続けます。測定技術やデータ処理の手法の発展により新たな指標を手に入れ,新たな謎に迫る試みは続いてゆきます。ページをめくって,具体的にどのような魅惑的な世界が広がっているのかを存分にお楽しみください。

　謝辞

　神経心理学に関する記述は山下　光先生(愛媛大学),睡眠に関わる仕事については林　光緒先生(広島大学),動物実験と神経系の記述については佐藤暢哉先生(関西学院大学)のご助言を得ました。記してここに感謝いたします。

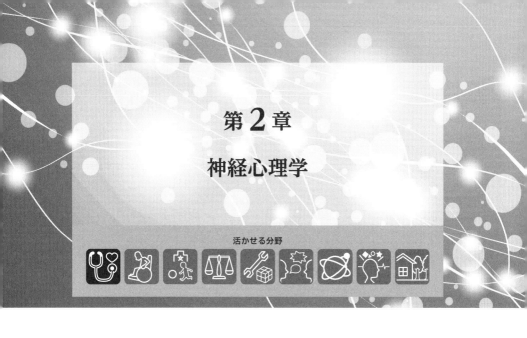

第2章
神経心理学

1節　神経心理学とは

1. はじめに

　最近は空前の脳ブームで，TV，雑誌，インターネット等でさまざまな脳に関する情報が氾濫しています。それは，我々の多くが，脳こそが心の働きを担い，すべてを支配しているモノと考えているからではないでしょうか。心が脳の機能であり，それが言語を含んだ行動として表出されるとすれば，心や行動について理解するためには，人間の脳を理解する必要があるということになります。

　脳に関するさまざまな研究は一般には「脳科学」と呼ばれることが多くなってきていますが，「神経科学（neuroscience）」が正式な名称です。神経科学は20世紀の後半から，生物学，医学，化学，薬学，情報工学などを融合した学際領域として急速な進歩を遂げました。神経心理学もそのような背景の中で，脳の働きと行動の関係を研究する固有の専門分野として形成されてきました。

2. 神経心理学の下位領域

　かつて神経心理学は，脳と行動の関係を研究する領域全般を指す言葉として使用されてきました。この広い意味での神経心理学には，実験神経心理学，比較神経心理学，臨床神経心理学の3つの下位領域

が存在します（Beaumont, 2008／安田［訳］, 2009）。

(1) 実験神経心理学

　実験神経心理学は，健康な人を対象とした研究で，特殊な実験方法を必要とします。実験神経心理学で多くの研究が行われてきたのは左右の大脳半球機能差（laterality）の研究です。初期には瞬間露出器（tachistoscope）を使用して左右の大脳半球に独立した視覚刺激を入力する視野分割呈示法（divided visual field presentation）や，左右の耳に別々の聴覚刺激を提示する両耳分離聴（dichotic listening test）等が工夫され，反応の速度や正確さの微妙な差を検討することによって研究が行われました。また，脳波や眼球運動等の心理生理学的な指標も利用されてきました。

　さらに大きな変化が生じたのは心理課題を遂行している際の脳の活動（脳血流等）を非侵襲的に測定する技法が開発されたことです。1970〜80年代には大がかりな設備が必要なPET（positron emission tomography）が中心でしたが，90年代になると核磁気共鳴現象を利用したfMRI（functional magnetic resonance imaging）が主要な研究手法となりました。その他にも近赤外線を利用したNIRS（near-infrared spectroscopy）による光トポグラフィー等も利用されています。現在は巨大な研究領域となっていますが，神経心理学よりも認知神経科学（cognitive neuroscience）と呼ばれることが多いようです。

(2) 比較神経心理学

　比較神経心理学は，動物を対象として脳に外科的な操作（破壊），電気刺激や化学物質の注入等を行って行動の変化を観察したり，脳に挿入した電極から課題中のニューロンの活動を直接記録することによって研究します。これらの方法により脳の特定の部位の機能を知ることができます。以前は主にこれらの動物を使った研究を神経心理学と呼んでいた時代もありましたが，現在では神経生理学あるいは心理生物学と呼ばれています。最近ではサルの前頭葉におけるミラーニューロンの発見が大きな話題になりました。また，遺伝子操作の技法によって機能欠損型の遺伝子を導入された遺伝子ノックアウト動物

を使った行動研究も，ヒトの脳神経難病の原因の解明や治療につながる研究手法としてこの領域の研究の強力な武器となっています。

(3) 臨床神経心理学（狭義の神経心理学）

広義の神経心理学の3つ目の下位領域が臨床神経心理学です。臨床神経心理学は脳に病変がある患者を扱います。臨床神経心理学の研究の対象は認知過程（cognition）と行動（behavior）です。臨床神経心理学では，一般の心理学よりもこれらの概念を広い意味で使用することが多く，行動には，独立した個体（有機体）である人間が環境の中で引き起こす動きのすべて（運動，行為，反応，操作，発話等）が含まれます。一方，認知には意識，注意，感情，知覚，表象作用，記号化作用，言語，記憶，概念，思考，信念，問題解決，意図等すべての心理過程が含まれます（山鳥，2007）。

脳の働きが身体運動に変換されたものが行動であり，心理過程に変換されたものが認知ということになりますが，観察者が患者の症状として捉えることができるのはすべて行動の変化です。行動の変化の背景には認知過程の変化が生じていると考えられますが，認知過程のすべてが行動化されるわけではありません。この認知と行動を合わせて高次脳機能（higher brain function）と呼びます。つまり，高次脳機能とは心の働きの別名ということになります。

脳に病変が生じると，それによって脳の一部が機能不全を起こし，それまでは正常に機能していた認知過程や行動にさまざまな不具合が生じます。それが高次脳機能障害です。臨床神経心理学は，脳病変によって生じる高次脳機能障害を詳細に観察，分析することによって，正常な脳がどのようにして行動や認知過程（つまり心）を創り出しているのかを研究します。現在は，神経心理学といえば，この臨床神経心理学を指すのが一般的です。

3．神経心理学の歴史

19世紀初頭のヨーロッパでは，ドイツ出身の医師，ガル（Gall, F. J.）による骨相学が大流行しました。ガルによれば，心は複数の下位機能の集合であり，各下位機能は大脳皮質の特定の部位によって担われています。これは，皮質局在論と呼ばれ現代の神経心理学にも強い

影響を与えている考え方です。ガルの発想は非常に先進的なものでしたが，彼はその研究に骨相という非科学的な方法を用いました。人はそれぞれ優れた特性や能力を持っていますが，それに関する大脳皮質の部位は他の人よりも大きく，それを覆う頭蓋骨を突出させるため，頭の凹凸を測定することでその人の特性や能力を測定できるというのです。それだけで，自分の隠れた才能やそれを活かす職業が見つかるわけですから，骨相学はヨーロッパ全土でたいへんなブームとなりました。

しかし，あまりに流行したため世を乱す危険思想として多くの国で禁止の憂き目にあいました。為政者に政治の才能がないという判定が下されたらたいへんなことになりますし，骨相学の研究のために有名人の墓が暴かれ，頭骸骨が盗まれるという事件も頻発していたようです。

実際に脳の特定の部位と，心の特定の機能との関係が立証されたのは，まだ骨相学の悲喜劇の記憶が残る1861年のパリ（ナポレオン3世による第2帝政の時代）でした。日本は幕末を迎えており，桜田門外で井伊大老が暗殺されたのがその前年です。アメリカではこの年に南北戦争が始まります。

パリの知識人たちは，パリ人類学会という文化サロンを結成し，活発な議論を続けていましたが，4月14日の例会に，主要メンバーの1人であったビセトール病院の外科医ブローカ（Broca, P. P.）が，前日に死亡して解剖した患者の脳標本を持ち込み，脳研究の歴史に彼の名前を刻み込むことになる症例報告を行いました（図2-1）。この症例はビセトールに20年以上入院しており51歳で死亡した男性（もと靴職人）でした。彼は30歳頃までは仕事を続けていましたが，言葉が喋れなくなり，「タン」という音節しか発せなくなってしまいました。本人は身振りを交えながら「タン，タン」という発声で意思を伝えようとし，それが通じないといらだった様子を見せました。また，他の人が話す言葉は理解しており，誰かが彼を侮辱すると怒りをあらわにしました。ビセトールに収容された10年後から右半身の麻痺が始まり，歩行も困難になりました。寝たきりで浮腫が進み，ブローカが診察した時にはすでに手遅れの状態でした。しかし，彼の言語症状に関心を持ったブローカは丹念な診察と病歴の調査を行い，亡くなる

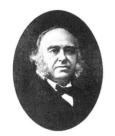

▲図 2-1　ブローカ（1824-1880）
　　　　（Finger, 1994）

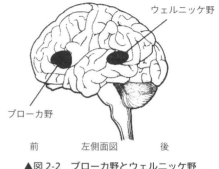

▲図 2-2　ブローカ野とウェルニッケ野

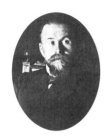

▲図 2-3　ウェルニッケ（1848-1904）
　　　　（Finger, 1994）

とすぐに解剖しました。その結果，大脳左半球の前頭葉の第三前頭回（下前頭回）の後半部分に脳梗塞の痕跡を確認しました。ブローカはこの領域が言語表出，特に言語音を生成する構音運動の操作に関する記憶の中枢であると考え，その能力を失った状態を失構音（aphemie）と名づけました。この領域は現在，ブローカ野と呼ばれています（図 2-2）。

　ブローカはその後も精力的に研究を続け，8 例の同様な患者の研究から，左大脳半球が言語に決定的な役割を果たすことを明らかにしました。また，この発話の障害は失語症（aphasia）と呼ばれるようになりました。この失語症の発見が，脳の特定の部位と，特定の心の働き（言語）の関係を始めて明らかにしたのです。

　その後，言語と脳の研究は，隣国のドイツで 1874 年に新しい展開を見せます。その主役は若干 26 歳のベルリンの精神科の研修医，ウェルニッケ（Wernicke, K.）です（図 2-3）。彼は失語症の女性患者を 2 人続けて経験しました。しかし，ブローカの記載と彼女らの症状に

は明らかな違いが存在しました。彼女らの発話そのものは流暢で，話量も減少していませんでした。しかし，語や音の間違いが多く，何を言っているかを理解するのがたいへんでした。また，それ以上に聴覚的理解の障害が目立ち，簡単な質問にも適切な反応をすることができません。1例目の患者は退院しましたが，2例目は死亡し解剖が行われています。その結果，左側頭葉の第一側頭回（上側頭回）の後半部分に梗塞巣が発見されました。ウェルニッケは自験例と文献例を併せ，『失語症候群』を刊行します。彼は大脳の中心溝より前方（つまり前頭葉）が運動領域で，後方領域は感覚の入力と情報処理に関する領域であると主張しました。そして，その仮定をもとに，ブローカにより発見された領域は構音器官の運動領域に近いことから構音運動のイメージの障害による発話困難を引き起こし，自身が発見した領域は聴覚情報が投射される一次聴覚野の近傍であることから，語の聴覚的イメージの障害によって聴理解の障害を引き起こすという，言語活動の分業モデルを提案しました。彼の発見した第2の失語症はその後，ウェルニッケ失語と呼ばれるようになりました。また，左上側頭回の後半部はウェルニッケ野と呼ばれています（図2-2）。

　ウェルニッケによる大脳皮質の複数の領域の分業と協働という発想は，多くの研究者を刺激し，単一の感覚モダリティを介した対象認知の障害である失認（agnosia），象徴的動作（ジェスチャー）や道具使用の障害である失行（apraxia）等，現代の神経心理学に通じる多くの発見がこの時期に行われました。これらの研究は単に研究者の興味を満たすだけのものではなく，まず第1に診断の道具としてのものでした。生前の症状の詳細な記載と剖検結果を照合して蓄積することによって，次に同じような症状を持った患者に遭遇した場合に，脳に病変が存在するのかどうか，存在するならどの部位に存在するのかを推定することができます。これは，レントゲンによる診断が不可能なため（脳はX線を透過してしまう），手術でしか生きている脳を見ることができなかった時代には，治療方針を決定するための重要な手がかりとなったのです。

　20世紀の前半は2度の世界大戦を含む，近代戦争の時代でした。銃弾や砲弾，航空機による爆弾の使用は多くの脳外傷患者を生み出しました。これらの患者は複数の脳領域を損傷しているため，重度かつ

複雑な行動上の障害を示すことが多く，その診断と治療は国を挙げての重大問題となりました。多くの心理学者がこの領域に参入したのはこの時期で，アメリカではベントン (Benton, A. L.)，ハルステッド (Halstead, W. C.)，トイバー (Teuber, H-L.)，イギリスではザングヴィル (Zangwill, O. L.)，ソビエトでは心理学から医学に転じたルリア (Luria, A. R.) 等が先駆的な研究者としてこの領域で活躍しました。彼らは心理学の実験やテストの手法を臨床場面に持ち込みました。

　臨床神経心理学という医学と心理学のコラボレーションによる学際的かつ固有の研究領域が形成されたのは 1960 年代頃からです。当初これらの研究は医学雑誌に散発的に報告されてきましたが，"*Neuropsychologia*" "*Cortex*" 等の学術雑誌が相次いで刊行され，1967 年には国際神経心理学会 (International Neuropsychological Society: INS) が設立されています。その後も数々の学会や職能団体の設立，雑誌の創刊が続いていますが，それらのメンバーや著者を見ても，アメリカやイギリスでは医師よりも，心理学部出身の神経心理学者 (neuropsychologist) が臨床や研究の中心になっています。

　アメリカの場合は，INS, National Academy of Neuropsychology (NAN), American Board of Clinical Neuropsychology (ABCN) 等の学会や職能団体が存在し，それぞれが資格認定や機関誌等の発行をしている他，アメリカ心理学会でも第 40 部会が臨床神経心理学となっており，大勢の会員が所属しています。

　神経心理者の職務としては，脳神経疾患，精神疾患，発達障害等の患者に対する神経心理学的評価，研究，治療（リハビリテーション）プログラムの立案と実施，医師や他の専門職へのコンサルテーション，当事者や家族への指導助言等があります。これらの仕事をこなすためには，心理学全般に渡る広範な知識や，テスト法，実験法，統計法等の基本スキルに加えて，神経系の解剖，生理，病理，画像診断，リハビリテーション等の知識が必要となるため，臨床神経心理学者になるためには心理学で博士号を取得した後に，学会や職能団体が認定する医療機関でのトレーニングを一定期間受けることが必要です。臨床神経心理学者の多くは医療機関に勤務するか，開業の形で働いていますが，高度な知識とスキルを持つ専門職としての地位が確立しているようです。神経心理学のくわしい歴史については，河内 (2013)，小嶋

(2014), 杉下 (1985) 等を参照して下さい。

2節　神経心理学の実際
1. 神経心理学の目的
(1) 鑑別診断

　1960年代までの神経心理学は，主に脳腫瘍や脳血管障害などの器質性の病変が存在するのかどうか，存在するのなら脳のどの部位なのか（局在）を診断するための補助的な診断ツールとして発展してきました。

　しかし，70年代以降，CT，MRI等の形態画像，PET，fMRI等の機能画像を中心としたブレイン・イメージング技術が急速に進歩し，診断法としての神経心理学の地位は低下しました。特に脳血管障害や脳腫瘍に関してはその傾向が顕著であり，画像診断によって病変部位が先に特定され，そこから想定される障害の有無や程度を詳細に検索することが多くなりました。

　ただ，現在も画像診断による診断が難しい領域があります。例えば，子どもの発達障害（神経発達障害）です。読みの障害，書き表現の障害，算数の障害を中核とするDSM-5の特異的学習障害（specific learning disorder: SLD）では，脳の機能障害の存在が想定されていますが，明確な画像所見を欠くことがほとんどであり，神経心理学的検査の所見が診断上の重要な情報となっています。注意欠如多動性障害（attention deficit hyperactivity disorder: ADHD）や自閉症スペクトラム障害（autistic spectrum disorder: ASD）においても，その障害の評価やメカニズムの研究に神経心理学的評価が重視されています。

　また，認知症においても物忘れ（記憶障害）等の臨床症状が画像上の変化に先行する場合が多いため，早期診断のためには神経心理学的検査が不可欠です。さらに，性行為などよって感染するヒト免疫不全ウイルス（human immunodeficiency virus: HIV）は，感染者の免疫機能を低下させ，さまざまな病気の感染を引き起こす後天性免疫不全症候群（acquired immuno-deficiency syndrome: AIDS）を引き起こします。現在は治療の進歩により，AIDS発症を抑制することで

感染者の長期生存が可能になってきましたが，認知機能障害を有する感染者の増加が問題となっています。このHIV関連認知機能障害（HIV associated neurocognitive disorder: HAND）は，その実態や認知機能低下のメカニズムを含め不明な点が多く，有効な検査法の開発を含めた臨床研究が進められています（Mind Exchange Working Group, 2013）。

（2）障害の精査と残存機能の評価

ブレイン・イメージングの普及により，心理学的検査の役割は，画像診断によって病変が特定されてから，そこから想定される障害の詳細な評価という側面が強くなりました。障害された能力と保たれている能力を明らかにすることが，治療の方針やリハビリテーションの計画を立てる際の重要な手がかりとなります。

（3）認知機能のリハビリテーション

脳の病変によって引き起こされた認知機能の障害のリハビリテーションは，当初は失語症に対する言語訓練として開始されました。現在は言語以外の認知機能の障害についてもさまざまな治療訓練が試みられるようになり，認知リハビリテーションと呼ばれています。しかし，その方法についてはまだ試行錯誤の段階です。

（4）症状の進行や回復の評価

認知症や高次脳機能障害に対する薬物療法や認知リハビリテーションが積極的に導入されるようになり，その効果の判定にも神経心理学的評価が重要な役割を果たしています。

2．神経心理学が対象とする疾患

高次脳機能障害は，脳の病変によって生じます。したがって，神経心理学で扱うのは，脳神経病棟（神経内科，脳神経外科）や精神科病棟，リハビリテーション病棟等の患者が中心です。高次脳機能障害の原因として最も多いのは，脳血管障害で，それに次いで多いのが脳外傷です（橋本，2007；渡邉，2008）。

(1) 脳血管障害

　脳のエネルギーはブドウ糖と酸素によって作られますが，それらは脳の血管系を介して供給されています。この血管系のトラブルが脳血管障害（脳卒中）です。主に3つのタイプがあります。

①脳梗塞

　脳に血液を供給する脳動脈やそれから派生した血管が閉塞してしまう病気です。閉塞した血管の種類や部位によって症状は異なります。閉塞する原因の違いから脳血栓と脳塞栓があります。大脳皮質が障害されることが多く，損傷部位により多様な症状が生じます。

②脳出血

　主に脳の底部にある細い脳血管が破れて脳内に出血する病気です。脳幹部や皮質下の病変が多く，出血の部位と量によって，出現する高次脳機能障害はさまざまです。

③くも膜下出血

　脳の表面に密着した軟膜と，それを覆うくも膜の間にはくも膜下腔というスペースがあり，無色透明の脳脊髄液が還流しています。脳の動脈はこのくも膜下腔の中を走行していますが，血管の分岐部等にできた脳動脈瘤の破裂により，くも膜下腔の中に大量の出血が生じます。突然，激しい頭痛として発症することが多く，しばしば生命の危険をもたらします。また，2次的に脳梗塞を発症することも多く，多彩な高次脳機能障害が生じる場合があります。

(2) 脳外傷

　脳外傷（traumatic brain injury: TBI）の主な原因は，若年者では交通事故，50歳以降では転倒・転落事故です。頭部に強い外力が加わるとその直下に損傷を生じる（直撃損傷）と同時に，受けた外力と反対側も損傷を受けます（反衝損傷）。それによって，急性硬膜下血腫，急性硬膜外血腫，慢性硬膜下血腫，脳挫傷，外傷性脳出血，外傷性くも膜下出血などが生じます。さらに，頭部に回転性の外力が加わることにより，神経線維（軸索）が断裂するびまん性軸索損傷が生じます。

（3）脳腫瘍

　頭蓋内に腫瘍が発生すると，腫瘍が頭蓋内を占拠して内圧が高くなるために生じる頭蓋内圧亢進症状と，腫瘍ができた脳の部位に応じて現れる脳局所症状が生じます。頭蓋内の組織である脳・髄膜・下垂体・血管などの細胞が異常に増殖する原発性脳腫瘍と，癌などが体の他の部分から転移した転移性脳腫瘍（最も多いのは肺癌）があります。発生部位や大きさによって生じる高次脳機能障害は異なります。手術や放射線療法による2次的な脳損傷も高次脳機能障害の原因になることがあります。

（4）脳炎などの感染症

　ウイルスが脳に直接感染することによって引き起こされる炎症です。日本で最も頻度が高いのは，口唇ヘルペスの原因である単純ヘルペスウイルス1型（HSV-1）の脳感染によって引き起こされる単純ヘルペス脳炎です。大脳辺縁系や側頭葉が侵されることが多く，記憶障害，感情・情動障害，失語症など多彩な高次脳機能障害が出現することがあります。その他にも，日本脳炎，インフルエンザ脳炎・脳症，抗NMDA受容体抗体脳炎などがあります。

（5）神経変性疾患

　特定の神経細胞や組織などが徐々に変質し，死滅・脱落して機能を失う疾患群の総称です。主に運動に障害が生じるもの（パーキンソン病とその関連疾患等），体幹のバランスがとりにくくなるもの（脊髄小脳変性症，痙性対麻痺等），筋力が低下してしまうもの（筋萎縮性側索硬化症等），認知症を引き起こすもの（アルツハイマー病，前頭側頭葉変性症，レビー小体型認知症，皮質基底核変性症等）があります。

（6）低酸素脳症

　心筋梗塞等による心停止や，溺水，窒息，喘息発作等による呼吸停止，一酸化炭素中毒などによって脳への酸素や血液の供給が絶たれることによって，脳に広範囲な損傷が生じます。

(7) その他

アルコール依存や薬物中毒，ビタミン欠乏症などの栄養障害，ホルモン異常なども高次脳機能障害の原因になることがあります。

3. 神経心理学が対象とする症状

(1) 脳の見方

高次脳機能障害にはさまざまな行動，認知の障害が含まれます。それらを理解するためには，脳の基本構造に即して整理するとよいでしょう。旧ソビエトの神経心理学者ルリアは，脳を3つの機能単位に分けました（Luria, 1974；図2-4）。第Ⅰブロック（Ⅰ）は覚醒や注意を調節する機能単位で，脳の下位構造である脳幹部に相当します。第Ⅱブロック（Ⅱ）は外界からの情報を受容，加工，貯蔵する機能単位で，大脳新皮質の後半部（側頭葉，頭頂葉，後頭葉）に相当します。第Ⅲブロック（Ⅲ）は複雑な活動の調節，制御，出力のための単位系で，大脳新皮質の前半部（前頭葉）に相当します。つまり，大脳の後半部は情報処理を行う入力脳，前半部は情報処理の結果をもとに意思決定し行為を起こす出力脳で，脳幹部はそれらの機能を支える縁の下の力持ちということになります。

(2) 意識・覚醒の障害

多くの脳損傷患者にみられる特徴として疲れやすさ（易疲労性）が

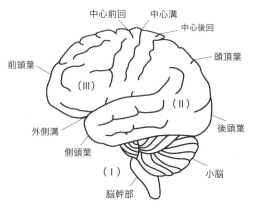

▲図2-4　脳の左外側面とルリアの機能系（Luria, 1974を基に作成）

あります。覚醒の維持には延髄から中脳にかけて存在する脳幹網様体が重要な働きをしていますが，この部分の機能が低下すると，覚醒を維持できず，ぼんやりしたり，居眠りやあくび等の症状が生じます（橋本，2007）。

(3) 注意の障害

注意には，対象を選ぶ選択性，選んだ対象に注意を持続させる持続性，対象を切り替える転導性，絞り込んだ対象以外へ注意を向ける多方向性，個体の状態に従って対象への感度を変える感受性，複数の対象へ配分する分配性等の働きがあります（山鳥，2007）。注意の障害は程度の差はあれ，脳損傷患者に共通の症状です。注意の障害には，気が散りやすい，物事に集中できない，作業に時間がかかる，複数のことが同時に行えない，あるものに向けた注意を切り替えられない等の症状があります。注意の働きには脳幹網様体系に加えて，帯状回，前頭葉，頭頂葉から形成されるネットワークが関与しています。

(4) 記憶の障害

記憶の障害も高頻度に認められる症状です。経験が知識として保存されるからこそ，人はそれをもとにして刻々と入力される外部の情報を処理することができます。また，個々の出来事をつなぐことで，日々の生活や人生を紡いでいるのです。記憶の障害には事故や病気の発症以後のことを思い出せない（つまり新しいことを憶えられない）前向性健忘と，発症前のことを思い出せない逆向性健忘があります。脳損傷による逆向性健忘は発症直前から数時間あるいは数日の間の出来事が思い出せないことが多いのですが，中には数か月から数年にわたって思い出せない期間がある人もあります。しかし，遠い過去のことは憶えていることが多く，自分が誰だかわからなくなることはほとんどありません。生活や仕事の上で大きな問題となるのは前向性健忘で，症状が重い人の場合は5分前の出来事でも忘れてしまいます。歯磨きや化粧などの日常的な生活習慣も，一つひとつは可能でもすることを忘れたり，したことを忘れるので，人からの指示や確認がないとできなくなることがあります。予定や約束を忘れないようにメモをとっても，メモしたという事実を忘れたり，メモを無くしてしまうために

役に立たない場合もあります。また病変部位によっては，別の出来事と混乱したり間違えて思い出す記憶錯誤や，事実ではないことを事実であるかのように話す作話等の症状が目立つこともあります。記憶に関しては海馬，海馬傍回，前脳基底部，視床を含む大脳辺縁系を中心にしたネットワークが関与していると考えられています（山鳥，2007）。

（5）感情・情動の障害

感情・情動には間脳の視床下部や大脳辺縁系（特に扁桃体）が重要な働きをしていると考えられていますが，それが行動として表出されるかどうかは，前頭葉のコントロールを受けます。脳損傷患者では自己の周囲の変化に対する感情の動きが乏しくなり，外部からの刺激に対して無関心になるケースや，その反対に過剰に反応し，簡単に泣いたり，笑ったり，怒ったりするケースもあります。特に，ささいなきっかけで突然怒りを爆発させる（いわゆる「キレル」）状態が家族や介護者を困らせることがあります。

（6）知覚的認知能力の障害（失認）

人は脳幹部や大脳辺縁系の機能に支えられながら，感覚器官から入力された情報を処理して外界を認識しています。感覚情報処理の機能は大脳新皮質の後半部分（ルリアの第Ⅱブロック）に集中しており，感覚器官そのものの損傷や，感覚器官から第Ⅱブロックに存在する感覚の一次領野までの情報伝達系が破壊されると感覚障害が生じます（視覚障害，聴覚障害，体性感覚障害等）。視覚の一次領野は後頭葉，聴覚の一次領野は側頭葉，触覚や関節の感覚である体性感覚の一次領野は頭頂葉に存在し，その周囲にはその感覚の情報の処理に関するニューロンが集中しています（二次感覚野）。

感覚の情報の入力経路や一次感覚野が健在でも，その周辺領域に損傷を受けると感覚情報処理の一部の要素が欠けた不完全な認知が生じることが知られており，失認と呼ばれています。失認は視覚，聴覚，触覚で確認されています。

視覚に関しては，光の強弱，対象の大小，色彩，運動の方向等の要素的知覚は保たれているにもかかわらず，それをもとに形のイメージ

が形成できない統覚型視覚失認，イメージの形成は可能で絵にも描けるが何かがわからない連合型視覚失認，色だけがわからない大脳性色覚障害，顔だけがわからない相貌失認等が知られています。聴覚失認は，聴力は保たれていても何の音（動物の鳴き声，サイレン，電話の呼び出し音等）かがわからない状態です。

（7）空間性認知能力の障害

　半側空間無視は病巣の対側の刺激に反応せず，またそちらを向こうとしない症状です。特に右半球損傷による左半側空間無視は急性期の患者の3～4割に認められます。患者は自分の左側の空間にある物を無視したり，見落したりします。そのため，衝突，転落，紛失等のトラブルが生じることも少なくありません。出現頻度が高いにもかかわらず，その生起メカニズムの含め謎が多い症状です。左半球損傷による右半側空間無視は稀であることから，空間性注意における右半球の重要性を示す証拠であるとみなされています。

（8）行為の障害

　運動効果器への運動命令は出力脳である第Ⅲブロック（前頭葉）から出力されます。一次運動野（中心前回）やそこから延びる運動神経系が損傷すると運動麻痺が出現しますが，麻痺や運動障害がないにもかかわらず，意図的な運動が障害されることがあります。挨拶やジェスチャー等の社会的な慣習的動作がうまくできなくなる観念運動失行や，道具使用が障害される観念失行は第Ⅱブロックの左頭頂葉の障害で生じます。その生起メカニズムについては歴史的にも長い論争が続いています。また，描画や組み立て等の構成行為の障害（構成失行）や，更衣動作の障害（着衣失行）等も生活の質（QOL）に影響する障害です。

（9）言語能力の障害（失語）

　言語という記号体系を用いた情報伝達は，主に大脳の左半球でコントロールされているため，左半球の損傷はしばしば言語の障害（失語）を引き起こします。ただし，言語機能は利き手と関係しており，右利きの人の失語症は90％以上が左半球の損傷で生じるのに対し，左利

きや両手利きの人の左半球損傷による失語症の割合は65%程度です。残りの35%には，左右半球の機能が逆転している場合や，機能が未分化な場合があると考えられています。言語には情報の受容(理解)と，表出（発話）という2つの側面があります。また，言語には話し言葉と書き言葉があります。つまり，言語コミュニケーションには聴く，話す，読む，書くの4つの側面があります。先に紹介した失語症の研究史からもわかるように，話し言葉の理解には第Ⅱブロックの左側頭葉，発話には第Ⅲブロックの左前頭葉が中心的な働きを担っています。失語症は言語という記号体系の操作障害であり，聴く，話す，読む，書くのすべての機能が障害されますが，それぞれの障害の程度は病変の場所や大きさによって異なります。失語症の研究や臨床では，病変部位や障害の相対的な強さから，いくつかのタイプに分類が試みられてきました。

①ブローカ失語

　話し言葉の障害が強く，ぎこちないたどたどしい発話が特徴的です。それに対して聴覚的理解は比較的保たれています。聴いた言葉をすぐに発話する復唱も障害されます。左前頭葉後下部（ブローカ野）を中心とした比較的大きな病変で生じます。病変が一次運動野に近いためしばしば右手の麻痺を伴います。

②ウェルニッケ失語

　なめらかに話すことは可能ですが，音の間違い（音韻性錯語）や言葉の選択の間違い（語性錯語）が生じるため必ずしも情報量は多くありません。最も強い障害は聴いた言葉の理解です。しばしば自分の発話の誤りにも気づきません。聴いた言葉をすぐに発話する復唱も障害されます。左側頭葉の1番上の脳回（上側頭回）の後半部分を中心とした病変で生じます。

③伝導失語

　発話や理解は比較的保たれているにもかかわらず，復唱が強く障害された状態です。ウェニッケはこの症状を，前頭葉のブローカ野と側頭葉のウェルニッケ野を結ぶ神経線維（弓状束）の切断によって生じると考えました。それに対して，言語性短期記憶の障害という説もあり，理論的な立場からも注目されてきた障害です。

④全失語

前頭葉と側頭葉の両方の言語野を含む大きな病変では，話すことも聴いて理解することも障害され，言語コミュニケーション全般が障害された状態になることがあります。

⑤健忘失語

　目の前にある物や，頭に浮かんでいる物の名前が出てこない語健忘はすべての失語症に共通の症状ですが，語健忘のみで話すことや聴くことの症状は目立たない状態です。

⑥読み書きの障害

　失語症患者は話し言葉だけではなく，書き言葉（読み書き）も障害されています。例外的なケースもありますが，筆談や五十音表は役に立たない場合がほとんどです。それに対し，話し言葉の障害は認められないにもかかわらず，読み書きには顕著な障害が認められることがあります。特に左頭頂葉下部の角回が読み書きに重要な働きをしていることが知られています。

　失語症の詳細と分類については，小嶋（2014），山鳥（1985a）等を参照してください。

（10）前頭前野損傷による障害

　出力脳である第Ⅲブロック（前頭葉）の最後部（中心前回）は体の各部分に運動命令を出力する一次運動野です。それに対して前頭葉の前方部分（前頭前野）は，第Ⅱブロックにおける個別的な情報処理を統合して，意思決定，目標の設定，目標達成のためのプランニング等を行う自己コントロールの中枢であると考えられてきました。前頭前野を損傷した患者の示す障害は多様であり，それが本当に前頭前野の機能なのか，もしそうなら前頭前野内のどの部位の機能なのかという問題も含めてまだ不明な点が多いのが現状です。

①意欲・発動性の低下

　行動に自発性や積極性が乏しく促さないと何もしない状態です。促しても行動の開始までに時間がかかり，すぐに中断してしまいます。

②脱抑制傾向

　感情や本能的行動を抑制できず，衝動的，場あたり的に行動してしまう状態です。また，それによって失敗しても，適切な修正が困難です。

③遂行機能障害

　目標や計画を設定し，目標を達成するためにある行動を選択して実行し，目標が達成できたかどうかを評価し，目標が達成されていなければ行動を変更する機能を遂行機能（実行機能）といいます。前頭前野損傷の患者では，目標を設定できない，目標を達成するためにどのような作業をすべきかが判らない，ある作業を始めるとそれに固執して次の作業に移れない，本来の目標とは関係ない作業を始めてしまう，等の症状が生じます。

④対人スキルの障害

　表情や声のトーン，周囲の様子から相手の気持ちや考えがくみ取れず，共感することができない状態です。悪気なく「場違いな発言」や「相手の傷つくような一言」を言ってしまったり，相手が興味を示さない話や軽口を一方的に続けて閉口させる場合もあります。

（11）病識の欠如（病態失認）

　脳損傷の患者は，認知や行動に深刻な障害が生じているにもかかわらず，それに気づかなかったり，無関心な態度をとることがあります。特に有名なのは広範囲な右半球損傷患者の急性期に観察される左半身麻痺への無関心です（Ramachandran & Blakeslee, 1998／山下［訳］, 1999；山鳥, 1985a）。左半球損傷による右半身麻痺に対して生じることはほとんどないため，右半球症状の1つと考えられています。質問に対してあからさまに麻痺を否認することもあれば，麻痺に気づかないようにみえることもあります。医師が動かない足を持って指摘すると「それは私の前に入院していた人の足です」「誰かが持ってきた大根です」等，作話的な言い訳をすることもあります。このような反応は時間経過に伴って消失することがほとんどですが，慢性化する場合もあります。

　記憶障害，失語症，遂行機能障害等に対しても無関心や否認が生じることがあり，重い障害があるにもかかわらず病前と同じように振る舞おうとしたり，「なぜ，何とも無いのに会社に行かせてくれないんだ」と怒りだすなど，家族やスタッフを困惑させる症状の1つです。

4. 神経心理学的アセスメント

　脳損傷患者の臨床における神経心理学的アセスメントは，脳損傷が対象者の認知，行動，情動，パーソナリティ等にどのような影響を与えているのかを査定するために行われます。特にそれを神経心理学者が行う場合には，客観的，定量的な指標を提供することが求められます。その目的に応じてさまざまな神経心理学的検査が使用されます。神経心理学的検査の中には，ウェクスラー式の個別知能検査のように一般の心理検査の中から転用されたものもあれば，脳損傷による特定の認知機能障害を評価するために開発された検査もあります。有用な神経心理学的検査として認められるためには，少なくとも実際に脳損傷患者で成績の低下が起こること，脳の特定の部位の損傷や，それによる特定の認知機能の障害に対する感度と特異性が高いことが必要です。絵カードや積み木等の簡単な道具を使うものから，コンピュータを利用した大がかりなものまでさまざまなテストがあります。実際には複数のテストを組み合わせて使うことが多く，この組み合わせをテスト・バッテリーといいます。海外の神経心理学的検査のハンドブック（Lezak et al., 2012; Strauss et al., 2006）には膨大な数の神経心理学的検査が掲載されていますが，日本で使用可能なものはその一部にすぎません。海外で使用されている検査の日本版の作成や，新しい検査の開発も神経心理学領域で働く心理学者に期待される重要な仕事の1つです。現在日本で使用されている神経心理学的検査については，小海（2015），山内・鹿島（2015）等を参照して下さい。

5. 高次脳機能障害者の世界

　脳損傷患者が実際にどのように世界を捉えたり，自分の状態を理解しているのかについては，行動からしか知ることができません。その不思議な行動の背景にある認知，あるいは心の世界を探る手がかりとなるのが，患者自身の手記（闘病記）です。話したり書いたりすることも脳損傷によって障害されやすい能力ですが，それが保たれたり回復した当事者の手記は多くのことを教えてくれます。ここでは特に，脳損傷を体験した医師や研究者の手によるものを紹介します。山田規畝子は整形外科医として活躍していましたが，脳血管の難病である，

もやもや病のために脳出血を繰り返し，運動障害と高次脳機能障害のために37歳で医師としてのキャリアを閉ざされてしまいます。しかし，彼女は自分の症状を医師の目から観察し，文章や講演による発信を続けています。特に最初の著作である『壊れた脳　生存する知』(山田，2004) は，驚きの目を持って迎えられ，TVドラマ化やコミック化もされています。

言語聴覚士でリハビリテーション学の教授だった関啓子は，失語症と左半側空間無視の世界的な研究者でしたが，右半球の脳梗塞で倒れ，自らの専門である失語症と左半側空間無視が同時に出現します。これは非常にめずらしいことですが，彼女が左利きであったことが関係している可能性が高いと考えられます。『まさか，この私が―脳卒中からの生還―』(関，2014) は同僚や教え子の協力を得ながら積極的にリハビリを続け，職場復帰するまでの感動的な記録です。また，研究面でも自身を対象とした実験を企画して，共同研究者と論文を執筆するなど，その旺盛な研究意欲にも驚かされます。

次のカテゴリーは経験豊かな医師や研究者が，患者の内的な世界にせまろうとした著作です。神経内科医で世界的な医学エッセイストであるオリヴァー・サックスの作品には，多くの高次脳機能障害患者が取り上げられていますが，特に"The man who mistook his wife for a hat and other clinical tales"（妻と帽子をまちがえた男）(Sacks, 1985／高見・金沢 [訳]，1992) は，高次脳機能障害患者を取り上げた作品が集められた1冊です（表題となっているのは視覚失認の患者です）。この作品はアメリカでミュージカル化もされています。

医師であり，認知神経科学の世界的研究者であるラマチャンドランの"Phantoms in the brain"（脳の中の幽霊）(Ramachandran & Blakeslee, 1998／山下 [訳]，1999) は，発刊当時世界的なベストセラーになりました。事故等で切断した手足が，その後も存在していると感じられる幻肢 (phantom limb)，左麻痺患者の病態失認等，興味深い研究が紹介されています。日本では，山鳥 (1985b) も個々の症例の症状から深い洞察を行っています。

高次脳機能障害は，家族や周囲にも大きな影響を与えます。患者は病院と家ではまったく違う顔を見せます。脳損傷によって変わった面，変わらない面に家族は翻弄されます。それに関しては，阿部・東川

(2015)，柴本（2010）等が参考になるでしょう。

3節　職業としての神経心理学
1. 神経心理学の資格と仕事

　日本の神経心理学の研究と実践は，神経内科，脳神経外科，精神科，リハビリテーション科等の医師が中心になって行われてきました。心理学者としてこの領域にかかわっているのは，脳神経系の専門病院やリハビリテーション専門病院の心理士が中心ですが，特別な資格やトレーニングコースがある訳ではありません。これが日本では大きな問題となっています。心理士としてこの領域で働くためには，専門病院からの求人を探すことになりますが，その機会は必ずしも多くありません。また，偶然に脳神経病棟やリハビリテーション病院の勤務になって，それから勉強を始めたという人も少なくありません。しかし，神経心理学的アセスメントのニーズはますます高まっており，その養成カリキュラムの中で神経心理学を学ぶ公認心理師にとっては将来の有望な職域となるでしょう。もう1つ，心理学専攻者のこの領域での働き方としては，心理学科を卒業後に専門学校等に進み言語聴覚士（speech-language-hearing therapist: ST）として勤務する道があります。言語聴覚士は，1997年に国家資格になった，言語や聞こえ，認知機能，嚥下（飲み込み）などに問題がある人に対して，評価・訓練・指導などを行うリハビリテーションの専門職です。これらの障害は失語症を初めとして脳の病変が原因であることが多く，神経心理学に関する知識やスキルが必須です。現在3万人以上の有資格者がおり医療，福祉，教育等の領域で活躍しています。

　STの国家資格を受験するためには，高校卒業後3年課程の養成機関（専門学校）に進む，大学のリハビリテーション科（4年課程）に進む，大学卒業（学部は問わない）後，2年間の養成機関で学ぶなどの方法があります。STの養成カリキュラムや国家試験の内容の1/4程度は心理学に関するものであり，心理学科の卒業生にとっては馴染み深いものです。卒業後の2年間の勉強は遠回りに思われるかもしれませんが，心理学科卒のSTはその知識やスキルを活かして研究や臨床で活躍しています。最近は心理学部や心理学科の中にST養成コー

スを設ける大学も増えてきています。

2．神経心理学の仕事とやりがい

　神経心理学には，臨床と研究の2つの側面があります。臨床では医師，看護師，各種のセラピスト（理学療法士，作業療法士，言語聴覚士），保健師，ソーシャルワーカーなどから構成される医療チームの一員として，高次脳機能障害患者の評価・訓練・指導（家族を含む）にあたります。高次脳機能障害の患者は，想定外の病気や事故で突然に障害と向き合うことになった人たちです。例えば，脳血管障害による失語症の場合，睡眠中に脳梗塞が起こりある朝目が覚めたら，言葉が出なかったり，人の話す言葉がわからなくなっていたという形での発症も多いのです。病変の状態によっては，右手や右足の麻痺を併発することも少なくありません。それまで普通にできていたさまざまなことが急にできなくなるわけですから，その衝撃には計り知れないものがあります（「言葉が喋れません」とさえ言えないのです）。そんな人もいれば，右半球の損傷による左麻痺の人の中には，自分に重い障害が生じていることに無頓着で，陽気にお喋りをしている人もいます。また，5分前の出来事さえ忘れてしまうために，なぜ病院にいるかがわからず，何度も同じことを尋ねてくる人もいます。原因や治療法もわからない進行性の疾患に，不安を抱えながらも懸命に対峙している人もいます。神経心理学的な評価は，そのような人たちに残酷な現実を突きつける場合もあるのです。また，認知リハビリテーションも，当事者にはつらい部分も多いと思います。「何でこんなこともできんようになったんだろう」「こんなん，孫のほうがよくできるだろう」と嘆息をもらす人たちに，寄り添い，励ましながら個々の機能や生活の質（QOL）の改善を目指します。

　研究者としての仕事の醍醐味は，他の機会では遭遇できない脳と心の不思議を目撃できることです。筆者自身は大学院で記憶のシステム論の研究をしていましたが，3音節の復唱ができない患者が単語の再認課題を普通にこなしたり，7桁の数唱がすらすらとできる患者が5分前のことを思い出せないという事実を実際に体験すると，短期記憶システムと長期記憶システムが確かに存在すること，両者にはある程度独立性があること等が，実感として理解できました。では，どんな

検査や実験をすれば短期記憶システムと長期記憶システムの関係をより詳しく調べることができるでしょうか。それを考えるのも神経心理学における研究です。

150年前のブローカによる失語症の発見は，人間の脳と心に関する科学的研究の扉を開きました。それに続く，ウェルニッケの感覚性失語症の発見は言語機能を実現する脳のメカニズムの解明に大きな貢献をしました。これらはいずれも症例研究ですし，ウェルニッケの発見はまだ彼が26歳の時の仕事です。彼が「ああ，これがブローカ先生の失語症ね」だけで，詳しく調べることがなかったら，その後の研究の進展はなかったかもしれません。現在は複数の患者群のデータと健常者群のデータを比較する研究が主流となっていますが，症例研究の重要性は今も色あせていません。研究設備や環境に恵まれない施設にいても，世界的な発見のチャンスがあるという点は他の領域にはない特徴です。

3．神経心理学者の悩み

しかし，実際には興味本位だけでできる仕事ではありません。多重知能理論で有名なアメリカを代表する心理学者であるガードナーは，神経心理学でも多くの研究を行っていますが，その体験を以下のように述べています。

> 脳損傷の患者たちと仕事することは容易ではなく，また，いつも楽しいとは限らない。何人かは身体の病気がひどく，短時間の検査でさえ，関係者全員が嫌な思いをする。また何人かは，普通は特に目立つというわけではないが，暴力的器質をもっていたり，叫び声をあげたり，ののしったり，あるいは悪態をついて暴れ出すことさえある。しかし，彼らがそうなるのも多少は理解できることである。おそらく彼らは粗野な医学生やボタンをきちんとかけていない心理士が，テストといっては文章を復唱させたり立方体を描かせたりして彼らを攻撃することに，我慢がならないのであろう。その他の患者たちは，親切で寛大で，医者にはいつも丁寧で，納得いく要求には何にでも応じるであろう。外見上はどうしてもその正当性が認められないようなむなしい課題を遂行するためにも，何時間も座っている。そしてその後すぐに，また別の実験者や臨床家が彼に無思慮

な課題を強いても，不平を言わずに従うのである。検査のほとんどは，近い将来その患者に何ら大した利益をもたらすことができず，その多くは研究者たちのつまらない好奇心を満足させるために用いられている。そういう検査を患者に受けさせることは，はたして真に公正なことであろうか。人間の知識と自己理解は，人間の苦悩と不幸を通して進展する。臨床家である研究者は，この逆説をつねに意識していなくてはならない。(Gardner, 1975／酒井・大嶋［訳］, 1986)

　現在は当時よりも患者の人権への配慮が強調されるようになりましたが，神経心理学者の葛藤をこれほど的確に述べた文章はないでしょう。神経心理学者は臨床家として，可能な限り患者の苦痛をとりのぞき，支援することに努力しなくてはなりません。しかし，それと同時に脳と心の関係を研究する研究者としての義務を社会に負っています。その研究が対象となった患者に直接貢献することは少ないかもしれませんが，未来の患者には大きな恩恵をもたらす可能性もあるのです。
　どこまでの研究が許されるかどうかという点は，研究倫理上の大きな問題ですが，神経心理学に携わる者にとっては常に心の大きな部分を占めるもっと現実的な悩みです。なぜなら，いつ自分や自分の身近な人が，その対象になるかもしれないからです。明日も無事に目が覚めるかどうかは，誰にもわからないのですから。

現場の声 1

高次脳機能障害者の支援

　例えば、あなたの友人が交通事故に遭い、それ以降、約束が守れなくなったり、すぐにいらいらするようになったとします。それは、もしかしたら高次脳機能障害によるものかもしれません。脳の病気やけがによって、集中できない・同時に 2 つのことができない（注意障害）、新しいことが覚えられない（記憶障害）、段取りや計画を立てることができない（遂行機能障害）、意欲が低下する・感情や欲求のコントロールができない（社会的行動障害）などの症状が生じることがあります。このような症状は高次脳機能障害と呼ばれており、我が国では、約 27 万人存在するという報告（中島，2006）や毎年約 3,000 人が新たに発症するという報告（蜂須賀ら，2011）があります。この障害は、外見上からわかりにくく、本人にその障害に対する自覚が乏しい上、在宅での生活や、学校、職場などで支障をきたすことから、現在、我が国において大きな社会問題となっています。

　私は兵庫県立リハビリテーション中央病院で、心理判定員として、高次脳機能障害の評価と治療、これらの患者さんに関わる人たちの支援を行っています。具体的には、日常生活、学校生活、仕事での困りごとがどういう症状から生じているのかを解明していきます。例えば、「授業についていけなくなった」と訴えがあったとしても、原因はさまざまです。もし、昼休み以降の授業は疲れて寝てしまう、周りのことが気になって授業に集中できない、先生の話を聞きながらノートにメモすることができないということであれば、注意障害が考えられます。暗記項目が覚えられない、宿題をするのを忘れてしまうということであれば、記憶障害が考えられます。そこで、本人、家族、先生から、具体的にどういう問題が生じたのかを情報収集した後、さまざまな神経心理学的検査や新たな検査を行い、注意障害、記憶障害などの症状の有無や程度を調べていきます。次に、その結果に基づいて、その人の症状にあったオーダーメイドの支援を行います。例えば、注意障害の患者さんには、注意力に関する課題を実施して、注意力そのものを鍛える練習をします。記憶障害の患者さんには、手帳やスマートフォンを用いて記憶力を補う練習や、代表的な記憶術を使って大事なことを覚える練習をします。さらには、学校の先生に、保健室で休む時間を作ること、授業に集中できるように教室の席順を 1 番前にすることなど、学校生活が円滑に過ごせるようさまざまな対応をお願いすることもあります。

　私が患者さんを支援していく中で重要だと感じているのは、スタッフ間の連携です。当院では、医師、看護師、理学療法士、作業療法士、言語聴覚士、ソーシャルワーカーなど、多くのスタッフが患者さんに関わってい

ます。例えば，記憶障害の患者さんが手帳を使用する場合，心理の練習場面だけでなく，病棟でも，家庭生活でも，その他の治療場面でも適切に使用できるようにしておかなければなりません。そのためには，コミュニケーションを密にして，スタッフ間で指導方法を統一する必要があります。また，本人や家族の思いに寄り添いながら，退院後の生活をどのようにするのが望ましいかを提案し，今後の生活の道筋をつけておくことも，患者さんの支援において極めて重要です。これを疎かにすると，本人，家族の負担が続くとともに，場合によっては，本人が社会生活に参加できなくなり，引きこもってしまうこともあります。そのため，退院後の生活を常に意識して，さまざまな練習を行うようにしています。

　では，このような高次脳機能障害の患者さんの支援に関わる上で，心理学の中で何を学んでおけばいいのでしょうか？　もちろん，いろいろな技法を用いて患者さんを支援できるよう，心理学のあらゆる領域に精通しておくことが望まれます。しかし，この仕事では，患者さんの困りごとがどういう症状によるものか，また，問題ないのはどの点なのかを評価することが，支援の第1歩です。そのために，困りごとがどういう症状から生じているのかについての仮説を立て，それを検証していくことが求められます。この方法の基礎になる考え方が，実験心理学的方法ですので，この方法をしっかり学んでおくことが大切です。また，記憶障害，注意障害などの高次脳機能障害の患者さんに接するために，人間の記憶，注意などのメカニズムを知っておかなければなりません。そのため，神経心理学のみならず，認知心理学の分野についても勉強しておく必要があります。私自身，学生時代に認知心理学を専攻しており，実験心理学的方法を中心に学んできたことが，現場においても大いに役立っています。

　現在，このような高次脳機能障害者支援に携わっている心理専門職は，まだまだ少ないのが現状です。1人でも多くの人が神経心理学領域に関心を持って，高次脳機能障害の支援に関わっていただけることを切に希望します。

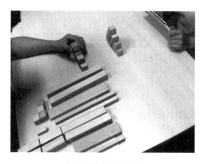

構成機能の検査場面

現場の声 2

HIV の神経心理学的研究と臨床

　私は愛媛大学医学部附属病院第一内科で働いています。当科の専門分野は，血液疾患，膠原病・自己免疫疾患，感染症，総合内科的疾患です。心理士が担当しているのは，血液疾患により骨髄移植が必要な患者さん，血友病の患者さん，HIV 感染症の患者さんです。どの疾患も一生付き合っていくためには心理的な課題が多く，こころの専門家による支援が必要とされている分野です。中でも HIV 感染症（human immunodeficiency virus: HIV）は，国が総力を上げて啓発・予防活動を行っているので，疾患名をご存知の方も多いかもしれません。以前は血液製剤による感染で，大きな社会的問題になった時代もありましたが，現在はほとんど性感染によって罹患します。HIV 感染症は近年の抗 HIV 治療の進歩により，生命予後が飛躍的に改善しました。ですが，かなり厳格な服薬遵守が必要とされていること，薬価が高額で福祉の資源を必要としていること，病前からの精神疾患や物質依存の合併率が高く，感染告知後には衝撃の大きさから2次的に精神疾患に罹患する率も高いため，治療継続のためには心理的支援が欠かせません。また，生命予後が拡大したのと同時に，感染者の加齢に伴う多くの合併症が問題になっています。中でも HIV 関連神経認知障害（HIV-associated neurocognitive disorders: HAND）は，高次脳機能障害のような臨床症状がでることがわかってきました。この障害によって仕事でミスが増えたり，受診が不定期になり薬の飲み忘れが多くなったりして，深刻な場合には脳に重篤なダメージを受けて生命を脅かしたり，日常生活の活動力を低下させてしまいます。今はまだ疫学調査が進んでいる段階で，はっきりとした病態は解明されていません。現在 HAND の病態を把握するために，髄液検査や MRI 画像検査のような生物学的検査とともに，神経心理学的検査をいくつか組み合わせて実施しています。私たち心理士は，心理療法家であるとともに，神経心理学的検査を施行する検査者としての技量が求められます。患者さんの認知機能を評価し理解に繋げていくためには，臨床心理学やカウンセリング技法だけではなく，神経心理学を学ぶことが非常に大切です。

　そもそも HIV 感染症は，負の社会的イメージが強い疾患です。精神疾患やハンセン病などのように，疾患のイメージだけが先行し，正しく理解されないために差別と偏見が生まれています。HIV 感染者を社会的に孤立させないことが，何よりも重要です。現在，HIV の治療は，早期発見，早期治療へと流れています。感染しているかどうかは，血液検査をしてみないとわかりません。感染している人を早期に見つけ出して治療を始めるとと

もに，新たな感染を増やさないことが公衆衛生の観点からも重要になります。一般の皆さんに疾患を正しく理解してもらうことが，感染予防になり，また差別や偏見から感染者を守り，地域で治療生活をおくれようになることにつながります。当院では2006年より，医師，看護師，薬剤師，医療ソーシャルワーカー，臨床心理士がチームとなり，患者さんの治療と支援にあたっています。多職種連携のメリットはたくさんありますが，1人しか職場にいないことが多い心理士がチームの中で活動するためには発信する努力も必要です。患者さんを見立てる力，そしてそれを他職種に伝える力も育てていかなければなりません。また，他の職種が多忙な中，比較的患者さんのために時間をゆったりとれる心理士だからこそ，チーム内の隙間を埋めて連携をとり，患者さんへの支援が途切れないように努める役割もあるかと思います。

　病院臨床の一端にいて感じることは，どんな病気においてでも患者さんが疾患を抱えてどのように生きていくのか，というテーマの難しさです。予後の不安や生活の不安，心身ともに疲弊してしまう治療生活の疲れや経済的困窮感……。疾患を抱えて「いきる」ということの厳しさに直面します。それまで生きてきた過程をともに振り返り，新たに加わった「疾患」という経験をどのように自分自身に統合していくのか。そこには型にはまったような答えは1つとしてなく，ただただ一人ひとりにあった支援のあり方を患者さんと一緒に模索している日々です。それぞれの気持ちに寄り添う努力をしながら面接の場で会い続けることは，どの心理臨床の現場でも同じことだと思います。手で触れることができず，目に見えずモノサシで測ることもできない「こころ」を扱う領域だからこそ，多くの人たちに何をしているかの実際を知ってもらうことが大切だと思います。

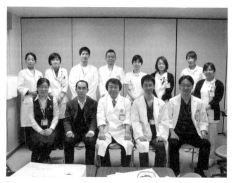

第一内科のスタッフ
著者は後列左端

現場の声 3

言語聴覚士

皆さん，こんにちは。私は大学病院で働く言語聴覚士です。読者の皆さんの中には，言語聴覚士（speech language hearing therapist: ST）という仕事を初めて知られた方もいらっしゃるかと思います。私たち ST は，話す，聞く，表現する，食べるなどの機能が，病気や事故，加齢などによって障害された方や，生まれつき不自由がある方へのリハビリテーションを行う専門職です。

私たち ST の仕事は多岐にわたりますが，私は特に脳卒中後の言語障害や高次脳機能障害の患者さんを中心に担当しています。

私が勤務する病院は，毎日何台もの救急車がやってくる急性期病院ということもあり，担当する患者さんの多くは，突然，体の麻痺や言語の障害などが生じて入院した方々です。そのような方々は，これまでの生活が病気により一変してしまい，突然の変化に，患者さん本人だけでなく家族も混乱しています。私たち ST は入院当日から患者さんに関わり，ことばや合併症状に対する直接的なリハビリテーションだけでなく，退院までの患者さん，家族の心理面を理解し，適切な支援を行っています。

● 脳内出血による失語症の事例

ここでは左脳内出血で入院された 50 代の女性の A さんをご紹介します。

A さんは，職場で倒れ，救急車で病院に運ばれてきました。私が A さんにお会いしたのは入院 2 日目のことでした。最初は意識も朦朧としておられ，声かけにわずかに目を開けたり反応する程度で，意思疎通は難しい状態でした。まずは脳内出血の再発や悪化に注意しながら，他の職種（医師，看護師，理学療法士，作業療法士など）と連携して，寝たきりにならないようにするため，車椅子に座ってもらったり，いろいろな刺激入れをしていきました。数日するとだんだんと意識もしっかりとし，食事も食べられるようになってきました。

その一方で，ことばに関する症状，失語症が明らかになってきました。一括りに失語症といっても，さまざまな症状があり，ほんのわずかにことばがわからなくなる人からほとんどわからなくなる人までいます。私はまず，日常会話場面や失語症検査，その他の神経心理検査などを使って，Aさんが実際にことばの中でもどういったところに難しさがあるのか，どういったところが得意で，どの方法であれば意思疎通ができるのかを明らかにしていきます。そうすると，どうやら A さんは，ことばの意味はわかっていますが，ものの名前が思い出しにくかったり，複雑なことを言われ

とわかりづらくなっていることが明らかになってきました。

　ここからが本格的なリハビリテーションです。絵と文字カードを合わせたり，その文字カードを使って文章を作るようなプリントを用意したり，文章を写してもらうような課題を用意し，一緒に書いたり読んだりするなどしてリハビリを進めていきました。また，毎日宿題として，Aさんのスマートフォンに ST の声を録音して，それに合わせて復唱してもらうことなどを行っていきました。

　突然の症状に，当然ご本人も戸惑っていましたが，それ以上に旦那さんの動揺が激しいように感じました。Aさんは入院するまで，自身で会社を経営するなど精力的に活動されていた方だっただけに，旦那さんは「妻が何もできなくなってしまった」とショックを受けていらっしゃいました。一方でAさんはできることも多くありましたので，旦那さんにもリハビリに同席していただいたり，スマートフォンでリハビリの風景を撮影して，今でも変わらずできること，またできるようになってきていることを旦那さんにみてもらうことで，Aさん自身にも自信をつけてもらい，旦那さんのAさんの症状への理解に役立つ取り組みを行っていきました。

　その結果，日常会話は聞き手の推測やフォローがあればうまくできるようになり，スマートフォンやパソコンをうまく使って，1人でするには難しいことを補いながら生活できるようになりました。幸いにもAさんは体の麻痺は軽かったこともあり，リハビリ病院を経て3か月後に退院でき，できる範囲に規模を縮小して仕事をされています。

● 「言語聴覚士」との出会い

　私は15年ほど前の高校生のときに，「言語聴覚士」という仕事に本で出会いました。初めは，どんな仕事なのかまったく検討もつきませんでしたが，「ことば？　脳？　なんか，面白そう」と思って調べていくうちに興味を持ちました。いろいろと調べていくと，人の脳の不思議さや奥深さ，またその可能性にどんどん引き込まれていきました。

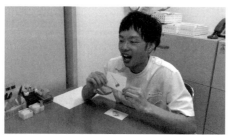

言語訓練中の著者

大学，大学院を経て，実際に仕事に就き，言語聴覚士として働きだすと，甘いことばかりでなく，患者さんやその家族の人生に関わったり，「命」と向き合うということの責任の重さに押しつぶされそうになることもあります。また，自分の不甲斐なさ，無力さに落ち込むこともあります。けれども，日々リハビリとして患者さんに関わり，その回復の手助けをさせていただく中で，いろんなことを勉強させていただき，自分も少しづつ成長していくことができ，次の患者さんに還元することができているのではないかと思います。
　今回私が紹介したのは，言語聴覚士のごくごく一部分です。少しでも興味を持たれたら，是非近くの言語聴覚士養成校を訪ねてみてください。皆さんと現場で言語聴覚士の同僚としてお会いできるのを楽しみにしています。(今回登場したＡさんは，事実をもとに脚色をした架空の人物です。)

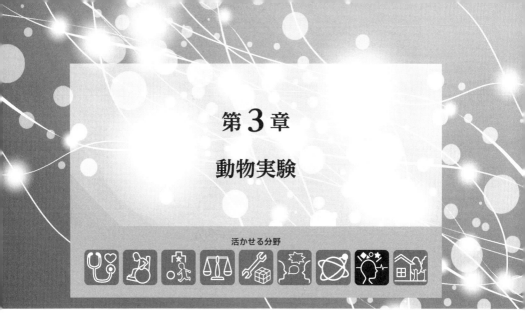

第3章

動物実験

1節 こころの理解

1. はじめに

「こころ」の働きがわかる，言い換えると，ある心的機能を明らかにするということはどういうことでしょうか？　人間の行動を調べることによって明らかになることは多くあります。その心的機能がどのような下位プロセス（小分けにされた情報を処理する過程）から構成されるのか？　どのような情報をどのように処理しているのか？　などについては，綿密に設計された行動実験を行うことによって明らかにすることができます。では，神経系にアプローチする心理学研究は，何を調べることに主眼を置くのでしょうか。

こころの働きを明らかにしようとする際には，いくつかのアプローチ方法があります。行動レベルのアプローチでは，ヒトや動物の行動に焦点を当てます。例えば，お腹を空かせた動物に対して，音を何秒か呈示したあとにエサを呈示します。お腹が空いていますので，当然呈示されたエサを食べます。そして，それを何度か繰り返すと，音が呈示されるとエサの出るところをしきりに調べるような行動が出現します。このことは，音がエサを予告する信号であることを学習したとみなされます。つまり，音とエサの関係を学習したのです。この関係性のことを「連合」といいます。連合は，あらゆる記憶や知識の根幹

となるものです。考えてみてください。ある漢字の読み方を知るということは，その漢字の見た目の形態と読み（音声としての読みもありますし，ひらがなでの表記ということも当てはまります）とを結びつける，つまり連合させるということに相当します。

　音とエサが一緒に呈示されることを経験する前だと，仮に音が呈示されたとしても，エサが出てくるところの周辺を調べるような行動はほとんどみられません。音とエサの結びつきを知らないので当然です。音の後にエサが呈示される経験を繰り返すと，それにつれて，エサの出てくるところの周辺を調べる行動の回数やその時間が徐々に増大していくのです。このような行動の変化を調べることによって，この動物は「なに」を学習したのか（この場合は音とエサの連合になります）ということを調べようとするのが，行動レベルのアプローチです。

　それでは，この「連合」とはいったいなんなのでしょうか？　連合が形成されたときには我々の頭の中では何が起こっているのでしょうか？　そのことを，より突き詰めて明らかにしようとすれば，行動やその変化を引き起こしている大本である脳のことを調べることになります。先ほどの例でいえば，音が呈示された時に脳では何が起こっているのか？　エサが呈示された時には？　それらの結びつきを理解するにつれて脳の何が変化するのか？　こうしたことを丹念に調べていくことで，連合の正体が明らかになっていくでしょう。このように，神経系へのアプローチでは，こころの働きを実現するメカニズムを明らかにすることを目指しているのです。

2．マーの説明のレベル

　デビッド・マーという研究者は，こころの働き（心的情報処理）を理解するためには，3つのレベルでの説明がなされないといけないと述べています（Marr, 1982／乾・安藤［訳］, 1987）。第1のレベルは，何を処理するのか？　なぜその処理を行うのか？についての説明です。例えば，なぜ記憶が存在するのか？　何のために記憶をするのか？といった問いに対する説明であり，ひいては，こころがなぜ存在するのか？についての説明ともいえます。すぐに答えるのは難しそうです。

　第2のレベルは，どのようにその処理を行うのか？　その処理に

入力される情報，および処理の結果として出力される情報は何を表しているのか？についての説明です。情報の表現の仕方はどうなっているのか（情報のコードの様式）に関する説明と，その処理の方法・仕組み（これをアルゴリズムといいます）の説明です。この説明のために，こころの働きを，入力された情報を処理して出力するという情報処理として扱い，その詳細を明らかにすることを目指します。このレベルでの説明は行動を対象とした研究によってなされることが多いといえます。

そして，第3のレベルは，実際にその情報処理が，生体の中でどのように実現されているのか？についての説明になります。第2のレベルがソフトウェアについての説明なら，第3のレベルはハードウェアについての説明ということになります。こころに関していうと，脳を構成する神経細胞が，どのようにその情報処理を行っているのかについての説明に当たります。このレベルの説明は直接神経系にアプローチすることが必要になります。

これら3つのレベルは別々に扱われることが多いですが，すべてが説明されて初めて，その対象とする情報処理について明らかになったといえるということです。特に神経系に関わるのは第3のレベルになります。こころの解明には，さまざまな心的機能が実際に生起するメカニズムを明らかにしなければならず，そのためには神経系がどのようにその機能を実現しているのかについての説明まで与えられる必要があるということになります。

2節　動物実験の意義

なぜ動物を研究に使用するのか？　その意義について，いくつか挙げることができます。1つは，生体の行動の基盤となるメカニズムを明らかにするため，そのモデルとしての役割です。もう1つは，動物の行動やそのメカニズムの解明そのもので，このことにも大きな意義があります。

1．動物を対象とした神経系の研究

人間を対象とした研究で用いられる手法にはそれぞれメリットとデ

メリットがあります。脳波（electroencephalogram: EEG），脳磁図（magnetoencephalogram: MEG）は，時間分解能に優れるので，脳活動がいつ生じているのかを調べることは得意ですが，空間分解能はあまりよくありません。つまり，脳のどこが活動しているのかを調べることは苦手です。一方で，機能的核磁気共鳴画像法（functional magnetic resonance imaging: fMRI）や陽電子断層撮影法（positron emission tomography: PET）などは，空間分解能に優れるので，脳のどこが対象とする心的機能に関係するのかを調べることには適していますが，時間分解能があまりよくありません。つまり，時間的なことを調べることは苦手です。一般的には，行動実験から明らかにされた心的機能の下位プロセスについて，脳のどの領域で実行されているのかをfMRIやPETを用いて調べ，そのプロセスがどの時点で生じているのかについてはEEGやMEGを使用して調べることになります。

しかし，神経系（脳）において，実際に情報を処理しているのは神経細胞（ニューロン）です。上に挙げた方法からは，実際にニューロンがどういう情報処理をしているのかについてはわかりません。それを調べるためには，直接ニューロンの振る舞いを調べることや，ニューロンの活動を阻害したり，強制的に活性化させたりすることによって何が起こるのかについて調べることが必要になってきます。

神経系について細かく調べるために，ヒトを対象に研究することには限界があります。神経系を構成するニューロンの振る舞いをきちんと調べるためには，現在の技術では，どうしても侵襲的な方法をとらざるを得ないからです。ニューロンの活動を調べるためには，その活動を計測するための装置（記録用の電極やプローブなど）を脳内に埋め込む必要があります。当然ですが，このような実験的研究は特別な状況でない限りヒトを対象に行うことはできません。そこで，その代替として動物を対象として実験することになります。

現代科学においては，我々のこころは脳の働きによって実現されていると捉えられています。ヒトを含めた生体の行動や主観的な体験が，我々の内部において，どのようにして引き起こされているのか？といった，こころのメカニズムを知ろうとすれば，脳がそれをどのように実現しているのかについて調べる，つまりは神経系に迫る必要があります。ですが，上に述べたような人間を対象とした神経系の研究で

は，脳がこころを実現するメカニズムの核心については明らかにすることはできないのです。このことにアプローチするために，動物を用いた実験が必要になってくるのです。

2．環境の統制

　これに加えて，動物を対象とした実験にはいくつかの利点があります。まず，生まれてから実験時に至るまでの環境を統制できることです。飼育されている環境や，与えられる食餌や刺激などを管理することができます。これは，我々のものの感じ方（認知の様式）や，ある状況における行動の仕方（行動の様式）が学習によって変遷するということを考えると，非常に重要なことです。

　ある実験において，その実験手続きの中で与えられた処置によって（刺激を与えることや課題を学習させることなど），認知の様式や行動の様式に何らかの変化が認められたとしましょう。このような変化が認められることは，実験的な操作が原因となり，その結果として変化が引き起こされたと解釈されます。どういった研究の流れの中で行われた実験なのかにもよりますが，通常は実験の成功を意味します。ですが，実験の前にどのような経験をしていたのかわからない状況ですと，成功したかどうか確かにいうことはできません。というのも，実験の結果として観察された認知や行動の様式の変化が，実験的に行った処置による影響なのか，それともそれ以前に経験してきたことが何らかの影響を与えたのかがハッキリしないからです。

　少し余談になりますが，生まれてから実験に至るまでの環境を統制することは，個人差（個体差）を考える上でも重要です。個人差が何によって生じるのかを調べる際には，その違いが遺伝的な違いによってもたらされたものなのか，生後の環境の違いによるものなのか，いわゆる「生まれか育ちか」が焦点となることがあります。周りの環境の要因を統制した場合でも，個体による違いが観察される場合は，その個体差が何らかの遺伝的な違いによってもたらされた可能性が高いということになります。このように，環境の要因を統制できることは非常に大事なことです。

3. 研究対象として

　実験に使用される動物は，ヒトに比べると思考や認知の様式が比較的単純だといえ，実験的な操作に対して比較的従順であることが期待されます。つまり，裏をかいたりするような余計なことをする可能性が低いと考えられ，実験として課された課題を解決するために行われた心的な情報処理を理解しやすいことが期待できます。そのため，対象とする動物が，実験者の想定した課題の解決の仕方を行っていたかについて検証しやすくなります。場合によっては，我々が想像もしていない方法で課題を上手く切り抜けていたということもあり得ますので，どうやって課題を解決していたのか動物の行動を丁寧に検討しなければいけません。

　このように，動物の行動原理が比較的に単純であることから，ヒトを対象とする場合よりも，むしろ客観性の高い実験結果を得られることが期待されます。こうした動物の行動を詳細に検討することを通して，ヒトの行動原理の解明につながっていくのだと思います。動物から学ぶことも多いということです。

> 動物研究の最大の意義は，それが常に心と行動に関する考察を深めずにはおかないようにわれわれを強いること，またその結果，心とは何かの反省的な考察を常にわれわれに強いることにある（牧野, 1993）。

4. 動物実験のもう1つの意義

　心理学においては，古くから動物を対象とした研究が行われて来ました。人間の行動の原理を明らかにするのが心理学の大きな目的ですが，ヒトも動物に含まれます。進化的な視点から，ある行動がどのような進化の過程を経て生じるようになったのか？　動物種によって似ているところや異なっているところはあるのか？ということは，ヒトの行動を理解する上でも重要な問題提起になります。このような，行動やその基盤となるメカニズムの種の間での比較や系統発生の観点からの比較も非常に重要ですが，それに加えて，動物研究の別の意義を挙げることができます。それは，研究対象とする動物の生態を明らか

にすることを通して，上に述べたマーの3つのレベルすべてにおいて，心的機能の説明ができるかもしれないということです。

　生物学者のユクスキュルは，動物は種によって異なった方法で世界からの情報を入力するため，それぞれの種に固有の知覚世界を持っており，その固有の世界と相互作用しているという「環世界」という概念を提唱しています（von Uexküll & Kriszat, 1970／日高・羽田[訳], 2005）。この概念によると，彼らの生きる世界と我々の生きる世界は違う世界だとみなすことができます。そして，その世界に特有のこころの存在を想定できるかもしれません。このことは，対象とする動物種の，それを取り巻く世界での行動を調べることで明らかになってくると思います。

　対象とする動物において，周りの環境のどういった情報を何のために，どのように処理して，どういう形で情報を出力するのか？（ちなみに，我々人間も含めて，多くの動物が出力できるのは運動のみです。つまり，筋肉を動かすことでしか外界に影響を及ぼすことができません）といったこと，つまり，マーのいう第1のレベル（何のためにその情報処理を行うのか？）を明らかにするとともに，第2（情報のコードの様式と処理のアルゴリズム），第3のレベル（神経系としての実現の仕方）についても調べられることを意味します。もちろん，人間においても環境への適応という観点から情報の入出力を明らかにし，マーの第1レベルの説明を与えることは不可能ではありませんが，我々人間は非常に複雑な形で環境に適応していると考えられ，上にも述べましたが，特に第1レベルについての説明のためには膨大な時間と労力が必要となり，すぐにその説明を与えるのは難しいと思います。その点でいうと，動物もさまざまな形で環境に適応しています。表出される行動は柔軟ではないかもしれませんが，扱う情報は人間ほど複雑ではないために，比較的検討しやすいと思われます。

　こうした知識は純粋に生物学的な興味に相当します。人間の理解に直接つながるものではありませんし，すぐに役に立つものでもないかもしれません。ましてや，仕事につながるものでもありません。ただ，我々人間も含めた生体の至上命題は環境に適応することだと考えられます。生体が環境に適応するための1つの装置として「こころ」が生まれたとするならば，人間以外の動物がどのように環境から情報を

入力し，それを処理し，出力することで環境と作用し合っているのかを明らかにすることは，我々人間のこころを知るヒントになるはずです。

　また，神経系のことを調べる上でも，他の動物において，どのような情報がどのように処理されているのかを知ることは重要です。生物の神経系は長い年月を経て，増築される形で進化してきました。ニューロンの基本的な情報の処理の仕方はヒトでも動物でもほとんど変わりません。1つのニューロンは多くの他のニューロンからの入力を受け取り，その入力信号が一定のレベルに達すると次のニューロンに出力信号を送ります。出力信号は1つの神経線維から出力されるだけです。動物の神経系において，ニューロンがどのように情報を処理しているのかを明らかにすることは，基本的な神経系は共通しているので，我々人間の情報処理，つまりこころの理解の助けにもなるはずです。

　ネズミも1通りの神経系は揃っています。同じ哺乳類ですので，ヒトとの共通点は多いといえます。もちろん違いもあります。そのため，何が類似していて何が異なっているのかを明らかにしていくことが重要だといえるでしょう。ヒトと動物の行動レベルでの比較，神経レベルでの比較を通して，人間のこころが明らかになっていくことも多いでしょう。ただ，繰り返しになりますが，もちろん動物の行動自体も面白いことが多いです。特定の環境に適応していますので，その環境との相互作用，つまり，どのような周りの環境で，どのような行動が出現しているのか？　それを成し遂げている神経系はどのようになっているのか？　このようなことを明らかにしていくことを通して，その動物のことや我々ヒトはもちろんのこと，そもそも動物・生物とはなんなのか？ということの解明に近づいていけるのだと思います。

3節　脳の機能を調べる方法

　脳の機能を調べる手法には大まかに分けて以下の3つの方法があります。①脳が壊れるとどうなるかを調べること，②脳の活動を計測すること，③脳を刺激するとどうなるかを調べることです。それぞれ詳しく説明していきましょう。

1. 損傷研究

　まず，脳が壊れるとどうなるかを調べることによって何がわかるのでしょうか。脳の血管が破れて出血してしまう脳出血や，脳の血管が詰まってしまう脳梗塞など，何らかの原因で脳のある部分が壊れてしまうと，こころの働き，つまり心的機能が損なわれてしまうことがあります。もちろん，麻痺などの身体的な症状が現れることもあります。この場合，損傷してしまった脳の領域が正常に働かないことが，損なわれてしまった心的機能の原因であると考えられます。つまり，その脳の領域が，その心的機能を担っているとみなすことができるのです。ヒトの脳損傷患者では，脳の中の特定の領域だけが損傷されるということは稀ですので，脳損傷によって同様の心的機能の障害を呈した多くの患者のデータを集めて，共通している損傷領域を探るということが行われます。これに加えて，動物を用いて，実験的に特定の脳領域を破壊することによって生じる障害を調べるということも行われます。この場合は，損傷を作り出す領域を限定でき，より詳細に対象となる心的機能に重要な脳領域を特定することができます。

　では，脳の破壊はどのように行われるのでしょうか。実験的な脳損傷の方法も時代によって洗練されてきています。以前は，脳の実質を吸い取ってしまったり，切り取ったりして物理的に除去する方法や，標的となる領域に電極を刺し入れて，その電極に電気を流すことによって脳を破壊する方法がとられていましたが，最近では，神経細胞（ニューロン）を過剰に興奮させる興奮毒性のある薬物を微量に注入して，そのことによってニューロンを破壊する方法が主流になっています。物理的な除去や電気破壊だと，ニューロンだけではなく，その標的を通っている神経線維も破壊してしまいます。これでは，破壊処置によって生じた行動の障害が，標的とした領域にあるニューロンの働きが阻害されたことによるのか，まったく別の領域にあるニューロンの神経線維がそこを通っていただけで，その別領域のニューロンが本当は重要なのか区別が付きません。このため，最近では，標的となる領域のニューロンのみを破壊することができる，薬物の微量注入が用いられることが多いのです。

2. 脳活動の記録

　次に，脳の活動を計測するという手法ですが，脳において情報処理の主役となるのはニューロンです。ニューロンは電気的な信号を用いて情報の処理を行っています。そのニューロンの電気的な活動を記録電極によって計測するという方法が用いられますが，その種類もいくつかあります。ニューロンに非常に近い場所まで電極の先端を近づけて，その細胞の電気的活動を記録する方法が細胞外記録です。ニューロン内に，先端を非常に細くした電解質で満たされたガラス管を刺し入れて，細胞内と細胞外の電位差を計測する細胞内記録もあります。また，複数のニューロンの活動を大まかに記録する方法もあります。この場合は，どの細胞がどのように反応しているのかということまでは調べられませんが，電極の先端のある場所の大まかな電気的な振る舞いを調べることができます。ニューロンが情報として他のニューロンに信号を送る際の電気的活動を活動電位といいますが，この活動電位はとても時間的に短い電位変化です(数ミリ秒以下)。これとは別に，もっとゆったりとした電気的な変化も記録され，電場電位と呼ばれます。電場電位は，ある1個のニューロンに，他の細胞からの信号が入力された際に生じる電気的活動（シナプス後電位といいます）を反映していると考えられています。脳波も電場電位の一種です。また，脳内にはさまざまな物質が作用していますが，その脳内物質の振る舞いを計測するということも行われています。

3. 脳の刺激

　脳を刺激するという研究手法ですが，これは，脳に電気的な刺激を与えたり，化学物質によって刺激したり，最近では光を当てることによって刺激をしたりします。何らかの課題を行っている動物のニューロンを刺激することによって，その課題を上手くできなくなったり，逆に通常よりも上手くできるようになったりするようなことが起きます。

　電気的な刺激は古くから用いられている方法で，これもニューロンが電気的信号を情報処理に使用していることが理由です。光によってニューロンを刺激する方法は，オプトジェネティクスとか光遺伝学と

呼ばれる手法ですが，これは遺伝子導入と呼ばれるテクニックを使用して，ニューロンに光に感受性のあるタンパクを人工的に発現させます。そのタンパクの作用によってニューロンを活性化させたり，逆に活動を抑えたりすることができます。光の代わりに，通常は体内にないような人工的な物質を用いてニューロンを刺激する DREADD (designer receptors exclusively activated by designer drugs) という方法もあります。

4 節　動物実験における倫理

1. 動物実験の 3R

　動物実験を行うことにはさまざまな意義がありますが，むやみやたらに動物を犠牲にしてよいわけではありません。そこには色々な制約が存在します。日本において，実験動物に関連する法律として，「動物の愛護及び管理に関する法律」通称「動愛法」というものがあります。この法律は 1973 年に制定され*，2005 年に改正された際（施行は 2006 年）に実験動物に関する条文が加えられました。特に重要となってくるのは，「3R」と呼ばれる，動物実験を行う際の原則です。これはラッセルとバーチ（Russell & Burch, 1959 ／笠井 [訳]，2012）によって提唱された動物実験の基準についての理念で，動物を教育・研究のために利用する際には，できる限り動物を利用することの代わりになる方法を利用すること（Replacement），できる限り利用する動物の数を少なくすること（Reduce），できる限りその動物に苦痛を与えない方法を用いること（Refinement）という 3 つの原則からなっています。それぞれの頭文字の 3 つの R から「3R」と呼ばれます。この動愛法と関連省庁が出している決まりごと（指針と呼ばれます）に従って，動物を利用した研究はなされなければなりません。

2. 衛生管理

　もう少し具体的なこととして，動物を実験に利用する際には，衛生

---

* 1973 年次は，「動物の保護及び管理に関する法律」として制定された。その後，1999 年に「動物の愛護及び管理に関する法律」として改正された。

面にも気をつけなければなりません。我々自身ももちろんですが，よく使われる実験動物であるネズミ（ラットやマウス）はSPF（specific pathogen free）といって，特定の微生物（細菌やウイルス）や寄生虫が存在しない状態を維持されていますので，病原菌を持ち込まないように注意しなければなりません。動物を取り扱う前後には，手指を石鹸で洗い，消毒液で消毒することは必須です。また，動物を飼育しているケージや実験装置などについても，洗浄や消毒などをすることによって清潔に保たなければなりません。実験時には，白衣，マスク，帽子などを着用します。

5節　動物実験に関係する仕事

　神経系を対象とした動物実験から，どのような仕事へつながるのでしょうか？　研究分野の性質上，ほとんどは研究に関わることになるかと思いますが，いくつか関連することを紹介できればと思います。
　動物を用いた実験の実施に関連する知識などを活用して，必要な実験を請け負って行ったり，特殊な実験装置の開発などに関わったりする方がいます。動物実験では，動物用の実験装置を使用することがほとんどです。よく知られているものとして，発案者の名前からつけら

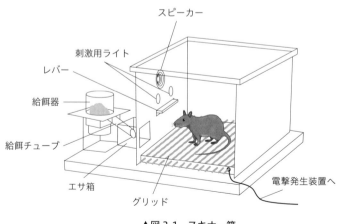

▲図3-1　スキナー箱

れたスキナー箱があります（図3-1）。オペラント箱とも呼ばれるこの実験箱の中には，エサが呈示されるエサ皿，レバーを始めとした操作体，光や音などの刺激を呈示する装置などが取りつけられています。エサはフィーダー（フードディスペンサー）と呼ばれる機器を使用して呈示されます。この機器もそうですが，コンピュータを使用して，エサや刺激の呈示などの制御をしたり，操作体に対する動物の反応を検出したりします。

　動物実験を行う際には，このような機器の制御の知識が必要になる場合が多いです。最近では，実験機器を扱っている企業が，実験装置を簡便に制御することのできるセットを販売しています。このようなセットを用いると，細かいコンピュータや電子工作に関する知識がなくても動物実験を実施できる環境が整えられます。そのため，少々値が張りますが，そちらを利用する研究者も多いかと思います。

　動物実験では，ヒトを対象にした一般的な心理学的な実験よりも実験の期間が長い傾向があります。動物実験の意義の箇所でも述べましたが，動物を対象とする場合は，こういうことをやってくださいと指示すること（これを「教示」といいます）は不可能です。そのため，調べたい心的機能が必要な課題を行ってもらうために，動物を訓練する必要があります。また，そもそもある事柄（知識）をどのように形成していくのかという，学習の過程を調べたいときには，徐々に変化していく行動自体に注目することになります。

　また，遺伝子操作を利用した研究を実施する際には，動物の飼育管理も非常に重要になってきますので，そのことに関わる場合もあるかと思います。近年の遺伝子操作の技術の発展によって，さまざまな脳・神経の発達や情報処理などに関わる遺伝子が明らかにされてきています。また，多くの病気の遺伝的背景が明らかにされるにつれて，遺伝子治療に対する期待も高まってきています。遺伝子の変異は，表現形と呼ばれるさまざまな特徴として表れます。表現形として表れる特性には，もちろん病気も含まれますが，それだけではなく，身体の構造に関わる解剖学的側面，身体内の物質に関わる生化学的側面，それらの働きに関わる生理学的側面，さらにそれらに加えて行動の側面も含まれます。遺伝子操作を加えた動物をきちんと飼育管理するためには，対象とする行動が生じているかどうかを評価することも重要であると

いえます。

　薬の開発にも動物実験が必須になります。一般的な創薬（薬の開発）の際には，非臨床試験といって，薬の候補となった化学物質が生体にとって害がないかどうかについて動物を使って調べないといけないことになっています。この点でも動物実験は必要なのですが，それ以外でも，動物を対象とした研究は必須だといえます。

　例えば，精神疾患の治療薬を開発する場合には，その疾患のモデル動物（疾患に関わる症状を示す動物）を開発し，その効果を検討することになります。まずは，その病態を示す動物モデルを作り出すための研究が必要になります。精神疾患の場合には，対象となる疾患に見合う行動を示すことが必要条件となることが多いです。そのため，動物の行動を適切に評価するスキルが必要とされます。また，開発された動物の維持・管理も当然必要となってきます。さらに，候補となる薬物が出てきた場合には，適切な行動テストによって，その薬の効果を検討する必要があります。この効果の検討の際にも，精神疾患の指標となる行動の評価は欠かせません。

　近年の遺伝子操作技術の発展もあって，しっかりと動物の行動を調べることの必要性が高まってきています。行動をきちんと調べることは心理学の得意とするところです。現在は，多くの領域において基礎心理学のスキルを身につけた人材が求められているように思います。カウンセリングなどの対人的応用の知識・技術だけではなく，動物を対象とした行動実験をきちんと実施できるようなスキルも，今後応用の場面での需要が高まってくるのではないかと思います。

　心理学において，かつて動物実験は盛んに行われていました。神経科学と心理学の領域間に境界もなく，脳・神経系に関わる研究も心理学領域で盛んに行われていたように感じています。これまで日本においては，心理学はいわゆる文系の学部とされる文学部や教育学部において研究や教育が行われてきました。一方で，神経科学分野は主に医学系あるいは生命科学系の大学院・学部によって研究・教育が実施されることが多いようです。このため，基礎心理学と神経科学に多くの接点はなかったのかもしれません。しかし，現在は一時期ほどの領域間の壁はないように思います。本章の冒頭でも述べたような「こころ」の解明を目指す基礎心理学の領域ではもちろんのこと，現代の精神医

学・臨床心理学的領域においても，もはや神経科学的な知見は切り離せない状況だと考えています。本章を読んでくださった多くの人が，この領域に興味を持ち，学び，そして活躍されることを切に願っています。

メディカルサイエンスリエゾン

メディカルサイエンスリエゾン（medical science liaison: MSL）は，日本ではまだあまり認知された職業ではありません。しかし欧米の製薬業界においては，確固たる職務と地位を与えられ，医薬品の情報提供支援の一端を担うたいへん重要な仕事です。

MSL の仕事は患者さんと医師と製薬会社を橋渡し（リエゾン）することを職務とします。この点では皆さんが病院などで見かけるスーツを着た営業職の方，医薬情報担当者（medical representative: MR）と似ています。しかし MR と区別される MSL の主要な仕事は，医師の研究上の科学的疑問への対応や，論文投稿，臨床研究支援などを行いながら医療分野の専門家との関係性を構築していくことです。また MR と同様に製品の科学的情報や適正使用情報，安全性情報等を日々提供しています。このような支援や情報提供の中から，医師の日常の行動や，日々の思考の背景にある真の動機や問題意識（インサイツ：insights）を理解し，製薬会社の活動方針に役立てます。

MSL になる以前のわたしの研究活動は，ヒトとヒト以外の動物の認識について，認知行動科学的・脳神経科学的に検討することでした。したがって一見すると製薬とはまったく異なる職業領域と考えられがちですし，自身も就職するまではそのように感じていました。いまでも社内外で自己紹介する際には，たいへん驚かれます。しかし実際にはこれらの経験が現在の職務に大きく役立ってることを痛感しています。例えば病院の医師は日々の診療と並行して，医学的な調査・研究を行っており，動物実験を行っている研究室もたくさんあります。そのような医師の研究を理解・支援するためには，実際の科学研究の知識や動物実験の経験がたいへん役立つことは言うまでもありません。具体的には研究計画や実験実施，データの可視化，統計，論文執筆，学会発表など，大学の生理心理学や神経科学の領域で学ぶことが実践で生かされます。さらにこのような知識や技術は医師の研究支援だけではなく，医師・施設（大学）と製薬会社との共同研究や社内での研究・学会発表などの活動にも必要不可欠です。なお科学的な視点が不可欠な MSL という職種柄，研究経験があることは，科学的なものの考え方がしっかりと訓練されているという点で，大きな強みになります。したがって博士号取得者やポスドク経験者を採用することもめずらしくありません。

一方で MSL のわたしたちが常に大切にしているのは，コミュニケーション能力です。医師や大学の先生方と科学的で意義のあるコミュニケーショ

ンをするためには，単に言葉の理解や知識の修得だけではなく，簡潔にわかりやすく説明することが重要になります。また一方的に説明するだけではなく，医師の考えを深く掘り下げていく，傾聴力も必要になってきます。大学のゼミや学会での発表や，議論のスキルはここで発揮されることでしょう。

　現代の医療では大多数の患者さんへの治療や薬剤の開発だけではなく，患者さん一人ひとりの疾患や問題に最適化したテーラーメード医療（tailor-made medicine）が提唱されています。さらに病気の治療だけではなく，患者さんの生活の質（quality of life: QOL）も考慮に入れ，治療満足度といった主観的評価もきちんと評価するようになってきました。このような医療の充実が求められる一方で，治療に対する効果を医療経済学的にきちんと説明することも要請されています。製薬会社は薬物治療への貢献だけではなく，患者さん，医学会そして社会から求められるさまざまな要請に応えるために，日々，新しい活動に取り組んでいます。患者さんや医師からの情報にいつもアンテナをはりめぐらせているMSLは，そのような会社での活動の主要な情報源の1つとなっていますし，さまざまな活動の立案・実施を担っています。MSLは病気で困っているたくさんの患者さんのために自主的に活動できる，とてもチャレンジングでやりがいのある仕事です。

　冒頭に書いたように，MSLは日本ではまだ認知度が高くない職業ですが，各製薬会社もMSLを配置することにたいへん積極的になっており，現在では製薬会社の中でも重要性が増しているポジションの1つです。そこには多様な科学的バックグランドを持ったさまざまな人が働いています。私自身もまったく適性がわからず飛び込んだMSLという職業でしたが，生理心理学や神経科学で学んださまざまな知識や技術，経験を活かして，日々患者さんのために活動しています。

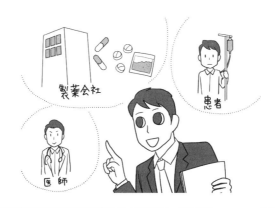

研究を社会へ拡げる動物実験

● 大学教員の立場から

　私は現在，管理栄養士養成課程の大学教員をしています。当学科での教育では，管理栄養士として基本的な「人々の生活習慣病予防と健康の維持増進に有効な食生活の指導」を身につけることにプラスして，「医療，学校健康教育，公衆栄養，教育研究などの分野でも活躍できる人材育成」を掲げています。

　学科で私が担当している主な教育研究は，解剖生理学と解剖生理学実習，それに卒業研究です。ここでは，卒業研究を取り上げます。当学科の学生は，4年に進級すると全員が各研究室に配属され，約半年間の卒業研究を行います。いわば，学生たちは，これまで履修してきた講義や実習の総決算として，実行力，主体性，論理性を試されるわけです。私たちの研究室では，栄養素や薬が脳機能に及ぼす影響について研究をしています。最近は，精神疾患の中でもうつ病に注目した研究を行っています。うつ病は，生涯有病率が15％を超える頻度の高い，心の病気です。抗うつ薬は既に存在し，臨床の場で使用されていますが，驚くべきことに，脳内での作用機序がほとんどわかっていません。また，うつ病と栄養素，さらに踏み込んで，うつ病患者の脳に栄養素がどのような影響を及ぼすのか，といった疑問はほとんど手付かずといっても過言ではありません。私たちの研究室では，うつ病における薬や栄養素の脳内作用機序を明らかにすることを目的とした研究を行っています。したがって，卒業研究もそれにそったテーマとなります。例えば，実験動物に抗うつ薬投与を行い，大脳皮質において新しく産生した神経細胞の機能解明，うつ病と摂食障害の共通メカニズムとしての視床下部の新しい神経細胞の産生の解析，コンピュータシミュレーションによるうつ病に対して治療効果を持つ栄養素や薬剤のスクリーニングなどです。最近，動物の行動解析の系も立ち上げつつあり，実際にスクリーニングした栄養素や薬剤をうつ病モデル動物に投与し，脳内病態と行動心理学的効果の因果関係を明らかにしていく予定です。

　上記のような研究を行う上で最も大切なことは，実験結果に対し率直かつ論理的に考えることと，そこで生じた新たな疑問を検証可能な仮説に転じさせること，の2点でしょうか。この2点がうまく整合性よく嚙合えば，自然にテーマが解決し次テーマへとつながっていきます。これができるようになれば，根本的な部分は同じですので，おそらくどの業界でも成功できるのではないかと考えています。難しいことは，学生にこのメカニズムを理解させ，その上で卒業研究において成功体験をしてもらうことです。

やはり卒業研究の期間が半年では絶対的に時間が足りませんが，そこは諦めずに切々と毎日説いていくしかありません。でも，ここが大学教育の醍醐味とも感じています。

● 産学共同の研究所員の立場から

　私は，「技術を社会へ」を目指す開発法人研究所において，研究業務を主務とし，その成果を産業分野，学術分野の方々との共同研究を行い，成果を技術という形で製品化しています。産学の方々との研究交流は，産業界への支援だけでなく，研究現場に参加してくれる若い学生さんたちの教育にも役立つ場面が数多くあり，研究室を主宰する者として喜びと刺激が多い研究生活を送っています。

　日々の研究では，神経生物学，分子と細胞に注目した基礎生物学と病態学が中心になっています。その中で，動物実験は，私たちの分子細胞レベルの成果が創薬や診断という医療技術の開発に重要な役割を果たしています。先に述べた産学の方々に動物の行動レベルで評価をしていただくことは，目標達成に向けた橋渡し研究として重要な位置づけになっていると考えています。基礎研究と産業の距離はとても大きく，またそれぞれの構想や到達までの時間なども大きく異なっています。しかし，私たちは，生物学的研究の成果をイノベーションし産業応用するためにも，このような産学官連携のコミュニケーションを大切にしながら次世代医療を目指しています。

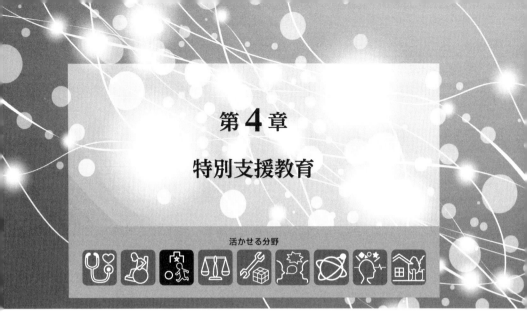

第4章 特別支援教育

1節　特別支援教育とそれに携わる人々

　「特別支援教育」という言葉を初めて知った人もいるかもしれません。簡単にいえば，障害により特別な支援を必要とする子どもたちへの教育ということになりますが，概念としては新しく，最近できた言葉です。障害と聞けば，目が見えない「視覚障害」や，耳が聞こえない「聴覚障害」を思い浮かべる人も多いでしょう。あるいは，知的発達に遅れのある「知的障害」や手足や体幹を自由に動かすことの難しい「身体障害」を思い浮かべる人もいるかもしれません。その他，病気等の治療によって継続して配慮が必要な子どもも特別支援教育の対象になります。近年では，これらの障害が重複し，多様化・重症化しているケースも少なくありません。そのような「重度・重複障害」に対応するため，従来の「盲・聾・養護学校」の制度から，複数の障害種別を扱える「特別支援学校」へと変換を図ったのです。

　さらに，小中学校などの通常の学級に在籍する，いわゆる「発達障害」と呼ばれるような知的発達に遅れのない障害が注目されるようになりました。例えば，注意が散漫だったり，行動の抑制が効かなかったりする「注意欠陥多動性障害（attention deficit hyperactivity disorder: ADHD）」，見て覚えるのは得意だが，耳から聞くのは苦手などといった認知的偏りが生じることで学習上の問題を引き起こす

75

「学習障害（learning disabilities: LD）」，こだわりや興味の範囲が狭く，他者とのコミュニケーションが難しい「自閉症スペクトラム障害（autistic spectrum disorders: ASD）」などが挙げられます。これらの障害にも対応していくため，新たに「特別支援教育」という制度ができたのです。

　特別支援教育に携わる仕事はさまざまあります。その主たるものは学校の教員ですが，障害の克服や軽減のために理学療法士，作業療法士，言語聴覚士，視能訓練士といった医療分野の専門職も支援にあたります。さまざまな合併症を伴うことも少なくないため，医師や看護師も障害児の支援に携わっていきます。乳幼児期であれば保育士も関わりますし，就学前の子どもたちを支援する場としての児童発達支援，学齢期では放課後や夏休みなどの長期休暇時にも支援できる場としての放課後等デイサービスなど障害児通所支援の施設で働く指導員も障害児の支援に携わっていきます。このように多くの職種が関わっているのが特別支援教育ですが，これらの仕事に携わる人々はそれぞれの領域で具体的な手技手法を学ぶだけで十分なのでしょうか？

　実際は，障害名が同じだとしても個々の子どもで実態は異なっており，個々の特性に応じた支援が要求されます。その際に，これまで子どもと関わってきた経験とさまざまな知識を組み合わせながら，試行錯誤の中で支援方法が立案され，展開されていくのでしょう。したがって，これらの専門職に就くにあたっては，さまざまな知識が必要になるのです。当然，知識におぼれれば，「〇〇障害の特徴は△△だ」と決めつけて支援にあたってしまう危険性もあり，それは個々の事例を見ないことにつながってしまいます。あくまでも，個々の事例と関わり，その反応を見ながら複数の知識を活用させて支援方法を策定することになります。その中で，生理心理学の果たす役割はいったい何になるのでしょうか？　次節から各種障害と生理心理学との関わりについて紹介していきます。

2節　感覚障害が教えてくれる脳の可塑性

1. 視覚障害者の脳機能

　ヘレン・ケラーは目が見えず耳が聞こえなかった重複障害でありな

がら，その障害を克服し，優秀な成績で名門大学を卒業したのちに障害者の教育や福祉の発展に寄与した有名な偉人です。日本でも江戸時代に塙保己一(はなわほきいち)という目の見えない学者がいました。耳で聞いたことを覚えることで勉学に励んだ塙保己一のように，感覚障害は大きなハンデではありますが，その障害を感じさせないほどの優れた能力を持つ者も少なくありません。このような偉人でなくても，感覚障害者の優れた能力を実感することができます。例えば，実際に点字を触読しようとしても6点がどのように配列されているのかを指先だけで判断することは晴眼者にとって難しいでしょう。しかし，先天的に目の見えない視覚障害者において，ものすごいスピードで点字を触読していきます。このような視覚障害者の優れた能力は古くから心理学の研究においても注目されてきました。例えば，障害物知覚はその中の1つです。視覚障害者の中には目が見えないにもかかわらず，数メートル先から目の前にある壁の存在を予知できる人がいます。コチンとダーレンバッハ（Cotzin & Dallenbach, 1950）の実験によって，このような能力は壁から反響する音を手がかりとして知覚していることが明らかにされました。目が見えない視覚障害者が使用している白杖も，その役割の1つとして，地面を叩くことで発生する反響音から周囲の状況を把握することが挙げられ，これは障害物知覚の活用例といえるでしょう。

　それでは，このような優れた能力をもっている視覚障害者の脳内処理過程はいったいどのようになっているのでしょうか？　先天的に目が見えない視覚障害者（先天盲者）において，主に脳内での視覚情報処理を司る後頭部はあまり必要とされない領域ともいえます。しかし，脳の機能状態を計測し，画像化するさまざまな脳機能イメージング法を駆使すると，先天盲者でも視覚処理に関わる脳領域を活用して処理が行われていることが明らかにされています。最も初期の研究では，ワネット・デファルケら（Wanet-Defalque et al., 1988）が陽電子断層画像（positron emission tomography: PET）という手法を用いて，脳の主要なエネルギー源であるブドウ糖の代謝を先天盲者と晴眼者で比較しました。この研究では後頭部の脳領域においてブドウ糖代謝が晴眼者と比べて先天盲者のほうがより活性化していることを示しました。さらに，その後の研究で，定藤ら（Sadato et al., 2002）は，

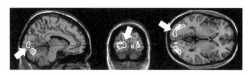

▲図 4-1　先天盲者における点字識別時の脳活動
（Sadato et al., 2002 を改変）

先天盲者では点字を識別している時に図中の白線で囲まれた脳領域で有意な活動が認められた。矢印は一次視覚野を示している。

点字を読んでいるときの脳活動を調査し、先天盲者において視覚処理領域である後頭部で脳が賦活していることを明らかにしました（図4-1）。この結果は、先天盲者にとって普段使用されることのない視覚関連脳領域である後頭部が視覚以外の触覚情報の処理に活用されていることを意味します。中途失明など後天性の視覚障害者でもこのような現象がみられることがわかっていますので（Burton et al., 2002）、感覚情報入手の制限により、脳は柔軟に対応して変化していったと考えられます。これを「脳の可塑性」とよんでおり、学習により脳は柔軟に変化していくことを示しています。

2．聴覚障害者の脳機能

「脳の可塑性」は聴覚障害者においても報告されています。聴覚障害者には、コミュニケーション手段として手話を第1言語として使用している方がいます。また、そのような聴覚障害者を両親に持つ聴力に問題のない子どもたちはコーダと呼ばれ、我々が使用している音声言語と手話の両方を使いこなせるバイリンガルとなります。ネビルら（Neville et al., 1998）はそのような対象者に手話を読解している際の脳活動を機能的磁気共鳴画像（functional magnetic resonance imaging: fMRI）という手法を用いて検討しました。fMRIでは、脳内の神経活動によって生じる血流変化を計測することができますが、手話を第1言語とする聴覚障害者では、手話を読解する際に、音を聞いて理解するときに活性化する左側頭部のウェルニッケ領域で賦活がみられることを明らかにしました。このような結果は、先ほど紹介したバイリンガルであるコーダにおいても同様に認められました。さ

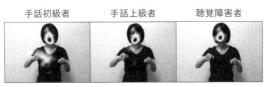

▲図 4-2　手話読み取り時の視線分布 (親松ら, 2014 を改変)
健聴者 (手話初心者 12 名と手話上級者 3 名) および聴覚障害者 1 名が手話の読み取りを行っている間の視線分布を示す。注視箇所を白色で、さらにその内部の黒色箇所はより注視していた位置を示している。手話初心者は手話表現者の胸の付近 (手指動作が行われる範囲) にも白色箇所があり、視線が向けられていたことが確認できる。

らに、両者とも対側の右側頭領域で強い反応がみられることも明らかになりました。

　聴覚障害者では、手話の使用など目から入ってくる情報に依存することが多いことから、視覚情報処理の優位性についてこれまでも多くの検討がされてきました。例えば、手話でのコミュニケーションでは相手の表情を見ながら手指動作を把握していきます。視線位置を計測できる機器 (アイトラッキング) を使って、手話初級者と手話上級者における手話読解時の視線位置を比べてみると (図 4-2)、手話上級者はほとんど顔に視線を向けているのに対して、手話初級者では顔のほかに手指動作が行われる範囲にも多く視線を向けていることがわかります (親松ら、2014)。つまり、手話の読解には相手の顔を見ながら同時に周辺視で物体の動きと形態の把握を瞬時に行うことが重要となるのです。このような視覚情報処理の優位性はさまざまな実験で確かめられています。例えば、動いている物体の周辺視での識別は健聴者に比べて聴覚障害者のほうが早いことが報告されています (Neville & Lawson, 1987)。物体の動きに関与する脳領域 (MT/MST 野) の活動に注目すると、健聴者の場合には右半球のほうが優位に活性化しますが、手話を扱う聴覚障害者やコーダでは逆に左半球のほうが活性化することがわかっています (Bavelier & Neville, 2002)。言語処理には主に左半球が優位に働くことから、手話という言語が手指動作によって表現されることとの関連性が示唆されています。

3. 感覚障害の脳の可塑性

　目隠しや耳栓で感覚情報を遮断して障害の疑似体験をすることはよくあります。「目が見えないってたいへん」「耳が聞こえないのはつらい」など，どうしても障害の負の部分に着目しがちです。しかし，障害があることで逆に我々には真似できないような優れた能力を身につけることもできるのです。その背景には，障害によって生じた環境的な制限に対して，脳が柔軟に変化させて対応していることがこれまでの生理心理学研究において明らかにされてきました。

　聴覚障害者の中にはヒトの内耳器官を人工的な機械で置き換えた「人工内耳」を装用することで失われた聴力を回復できる人がいます。しかし，装用時期が遅れるほど言語音を知覚することが難しくなっていきます。つまり，感覚器官を人工的に置き換えたとしても，音を知覚するのには脳内での処理が必要であり，そのためには適切な支援を提供していかなければならないのです。実際に，グリーンら（Green et al., 2005）は人工内耳装用後の言語音知覚能力と聴覚処理を司る側頭領域での脳活動は相関があることを明らかにしています。

　このように感覚障害者を対象とした生理心理学研究は学習によって脳が変わっていくこと，すなわち「脳の可塑性」があることを示してきました。教育とはまさに「脳を変えていくこと」なのかもしれません。

3節　脳の機能障害による認知能力のアンバランスさ

1. 発達障害児における認知能力のアンバランスさ

　近年，知的発達に遅れのない発達障害が注目されています。先述したADHD，LD，ASDなど通常の学級に在籍する発達障害の子どもたちはいずれも認知能力にアンバランスさをもっていることが多いといわれています。例えば，視覚認知能力は高いのに，それに比べると言語能力は低い，などのように認知面での偏りが認められるのです。そのような場合，知的発達に遅れがみられないとしても，学習のさまざまな面で支障をきたしてしまいます。

　例えば，LDの子どもに注目してみましょう。北ら（Kita et al.,

2013）は，LDの中でも読み障害と診断された子どもに対し，3つのひらがなを操作して有意味単語を作る音韻操作課題を実施しました。具体的には，3つのひらがなが1文字ずつ画面に呈示され，それらを並び替えた際に有意味単語が生成できるかどうかをボタン押しで回答するといった課題です。このような音韻操作課題を実施中の脳活動を計測し，同年齢の健常児との比較を行いました。その結果，読み障害児において音韻操作に関わる脳領域での活動が健常児に比べて低下していることがわかりました。このように発達障害の子どもは脳の機能障害により文字の読み書きが難しかったり，算数の筆算が難しかったりするなどの症状が現れ，さまざまな学習場面で困難さをもたらすのです。

次に，漢字が書けないという学習の困難さに注目していきましょう。そのような症状が現れた子どもに対する支援に際しては，個人の特性をよく評価した上で支援計画を立てる必要がでてきます。なぜならば，一見して症状が同じであってもその原因はケースによって異なっているからです。

では，支援の一例を紹介しましょう。対象は支援当時小学校3年生の男児（A児）で，5歳の時に医療機関でLDリスク児との診断を受けた事例でした。心理検査である児童版ウェクスラー式知能検査(Wechsler intelligence scale for children: WISC)の結果では，言語理解は正常範囲で，聴覚的な記憶が良好なのに対して，視覚的な記憶は苦手で，見た物を積み木や運筆で再現するなどの構成行為が不得意でした（検査結果の詳細は，青木・勝二［2008］を参照）。普段は読書を好み，あらすじを友だちに伝えることもできましたが，漢字の書き取りになると途端にできなくなり，何度も繰り返し書字することでは新出漢字を習得することができない状況でした。そこで，A児の聴覚的記憶が優れている特性に基づいて，「音声言語リハーサル法」による支援を行いました。例えば，「走」という漢字を覚える際に，漢字ドリルのように反復して視写するのではなく，漢字を見ながら唱えて覚える方法です（図4-3）。A児は「走」という字を「土」「ト」「人」という字にそれぞれ分解できました。分解した文字はすでに書字可能な文字であったことから，「ツチトヒト（A児の場合は，ツチトトヒトと唱えることを好んだため，そのように唱えて覚えました）」と5

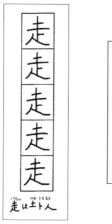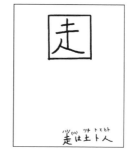

▲図4-3　LD児への漢字書字支援の教材例(青木・勝二, 2008)

聴覚的記憶が優位で書字運動が困難なLD児への支援教材の一例。左図は「音声言語リハーサル法」による教材で，「走」という漢字を見ながら，構成要素である「ツチ（土）ト（ト）ヒト（人）」を復唱して覚える。右図は音声言語リハーサルとともに，間違えやすい部分のみを補完的に加筆させる「部分再生法」の教材例で，音声言語リハーサルでは改善されなかった漢字細部の誤りを修正することができる。

回復唱して覚える方法を用いました。このような方法で練習をすると，それまで何度書いても覚えられなかった漢字を書字できるようになりました。さらに，練習を止めて1週間後に実施した再テストでもその効果は維持されていたのです。唱えて覚えることができたのはA児において聴覚的記憶が優れたことによります。つまり，子どもの認知特性に応じた支援を実施していくことで，学習上の困難を克服できる可能性があるのです。

2. 知的障害児における認知能力のアンバランスさ

　知的障害とは「知的発達に遅れがみられる」とともに，社会生活を営む上で重要になる「適応能力に困難さがみられる」状態を指します。知的障害を引き起こす要因は遺伝子や染色体異常から外因性によるものまでさまざまあり，原因不明で病因がはっきりしないものもあります。そのような知的障害においても，認知能力のアンバランスさはみ

られます。

　知的障害の代表例としてダウン症候群（Down syndrome: DS）が挙げられます。DS は染色体異常により生じる知的障害であり，21 番目の染色体が 1 本多く 3 本となってしまうことに起因します。容貌に特徴があるだけでなく，先天性心疾患や首の関節が外れやすいなどさまざまな合併症を伴うことがあります。一般的に，言語機能に顕著な遅れが認められ，このことを裏づけるように磁気共鳴画像（magnetic resonance imaging: MRI）による脳画像解析において言語機能に関与する側頭平面と呼ばれる場所が通常より小さいことが報告されています（Frangou et al., 1997）。

　DS と言語機能との関係では，不思議な現象も確認されています。言語といえば左半球優位であることはよく知られる事実ですが，DS の場合には反対の右半球優位を示す者が多いことがこれまで報告されています（Shoji et al., 2009; Zekulin-Hartley, 1981）。これらはいずれも両耳分離聴検査（dichotic listening test）によって明らかにされてきました。両耳分離聴検査では，左右の耳に同時に異なる音を呈示し，それぞれの耳から聴取された音の正答率から左右半球優位性を明らかにしていきます。このように左右耳に別々の音が同時に呈示された場合，同側経路で聴覚野へ上行する経路は抑制され，対側経路で聴覚情報が伝わるとされています。したがって，言語音を刺激とした場合には，言語半球と想定される左半球とは対側の右耳から入力された情報のほうが左耳から入力された情報よりも正確に聞き取ることができると考えられています。しかし，DS の場合には，それとは反対に左耳から聞き取った情報のほうが右耳よりも優れているといった結果が示されており，彼らの言語機能の弱さとの関連性が指摘されています。

　一方で，DS とよく対比されるのがウィリアムズ症候群（Williams syndrome: WS）です。WS は第 7 染色体の一部欠失によって生じる障害であり，DS と同様に容姿に特徴があり，先天性心疾患などの合併症が顕著にみられます。WS と DS とは対比的に扱われることも多く，例えば前述の DS では言語発達面での遅れが顕著であるのに対して，WS では表出言語が流暢であるとの指摘があります。その一方で，WS 児に自転車の描写を求めると，ペダルや車輪の位置がバラバラで，

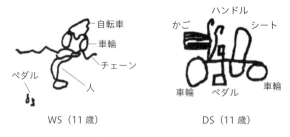

▲図4-4　WSの子どもとDSの子どもが描いた自転車の絵
　　　　（Bellugi et al., 2001を改変）

　同年齢でかつ知能も同じであるDS児と比較しても，視空間認知能力の低下が顕著であることがわかります（Bellugi et al., 2001；図4-4）。
　前節ではLD児の書字困難について紹介しましたが，WS児においても上記のような視空間認知の弱さから漢字模写の困難さが生じる場合があります。例えば，WS児に「森」という漢字の模写を求めると，「木」が3つで構成されていることは理解できても，それらを適した位置に配置して構成することができないケースが報告されています（中村，2009）。そのような事例に対して，興味深い書字支援方法がありますので，ここで紹介したいと思います
　視覚処理過程は主に2つの主要な経路があるといわれています（Mishkin et al., 1983）。1つは腹側経路と呼ばれる一次視覚野から側頭葉に向かう経路であり，物体の形態や色などが何であるのかを分析処理するため，「何経路」とも呼ばれています。もう1つは一次視覚野から頭頂葉に向かう背側経路であり，ここは物体の位置や動きなどに関与するため，「どこ経路」とも呼ばれています。WSの特徴として視空間認知障害があることを考えますと，「どこ経路」での処理に弱さがあるといえそうです。一方で，「何経路」の処理をうまく利用してあげれば漢字の模写を支援できるかもしれません。そこで，中村ら（2010）は「何経路」で処理される「色」に注目した教材を使ってWS児の書字支援を試みました。用意した教材は4分割したマス目ですが，一つひとつのマスを色分けしたものを利用して模写を求めました。図4-5は，あるWS児に「松」という漢字を模写してもらっ

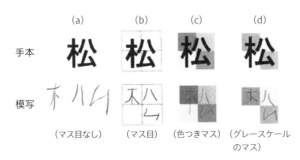

▲図 4-5 WS の子どもが模写した書字（中村ら，2010 を改変）

た時の書字を示しています。図中の（a）は普通に模写した場合，（b）は通常の 4 分割のマス目を使用した場合，（c）は色分けした 4 分割マスを使用した場合，そして（d）はグレースケールの 4 分割マスを使用した場合，での実際の模写をそれぞれ示しています。「松」という字は，「木」「八」，そして「ム」という構成要素から成り立っています。実際に WS 児が模写した字をみてみると，（a）のようにマスがまったくない場合にはそれぞれの構成要素が横に並んで表記されているのがわかります。これに（b）のようにマス目がはいることで，配置は若干よくなりますが，それでもそれぞれ分割された窓に構成要素の字を入れ込もうとする様子がうかがえます。しかし，（c）のようにそれぞれの窓を色分けして表示してあげることで，手本と同じ配置で正確に模写することが可能となりました。（d）のようにグレースケールで表示しても効果がみられなかったことから，「何経路」である色の認知を活用して，空間認知の弱さを補うことができたものと推察されます。興味深いことに，この色つきマスは健常の幼児や小学校 1 年生のような書字学習の入門期にも字形を整える効果があるようです（齋木，2015；齋木ら，2013）。実際に，色つきマスを用いると，自ら模写した文字と手本となる師範文字とが異なっている箇所を自分自身で気づきやすくなることがわかっています。

このように認知のアンバランスさがみられる場合には，それぞれの長所や短所を十分理解することが大切です。そして，学習の際には長所をうまく活用できるような教材を使用することが大切であることがわかります。できないことを何度も繰り返すことは，学習に対するモ

チベーションを低下させてしまうことにつながります。認知のアンバランスさに気づくためには，つまずきの背景にある認知機能について知っておく必要があります。上述の支援例でいえば，音声言語リハーサルが書字支援に有効であった点について，認知機能の側面から説明できることは大切ですし，色つきマスのようにヒトの視覚処理過程を知っていることで教材のアイデアが生まれることもあるでしょう。特別支援教育の分野では生理心理学の学びが活かされていることも多いのです。

4節　特別支援教育における生体機能計測データの活用
1. 重度・重複障害児の内面世界を探る試み

　複数の障害を併せ有する重複障害といえば，前述のヘレン・ケラーの名を思い出す人も多いでしょう。しかし，近年では，重度の知的障害と重度の肢体不自由が重複している重度・重複障害児（医療・福祉分野では「重症心身障害児」とも呼ばれています）の存在が注目されています。とりわけ，医療技術の進展に伴い，重度化傾向を示す子どもが増えてきており，上記の障害の重複のみならず，感覚障害やさまざまな病気を合併することも多いのが現状です。したがって，日常生活場面で医療的な介護が常時必要な重度・重複障害児も多く存在し，そのような子どもたちへの教育方法や学習環境について検討が試みられています。また，医療的介護の一部は医療技術の進展により，病院といった特別な場所でなくても家庭や学校で可能になりました。このように治療を目的とした医療行為ではなく，日常生活の中で家族等が行う介護・援助行為を「医療的ケア」とよんでいます。そのようなケアを受けている子どもたちの中には，関わり手の働きかけに対して明確な応答行動がみられないケースも多く，何らかの微細な行動がみられたとしても，関わり手がその意図を理解することが難しいなどの課題もあります。

　近年は，そのような重度・重複障害児の内面世界を探るために，さまざまな生体機能計測法を駆使したアプローチが注目されつつあります。つまり，行動からでは実態把握が難しいケースにおいて，生理反応も情報として活用することで彼らに対する教育的対応を考えるため

の手がかりとするアプローチです。さまざまな生体機能計測法が存在しますが，その中でも心拍（あるいは脈拍）に代表される自律神経系指標は，重度・重複障害児における機能評価によく用いられるツールです。とりわけ，脈拍に関しては，病院でのバイタルサインのモニタリングのためにパルスオキシメータという機器を常時装用されていることも少なくありません。パルスオキシメータとは，赤色光と赤外光を利用して，動脈血中に含まれる酸化ヘモグロビンの割合である酸素飽和度（SpO_2）と脈拍を計測できる機器であり，学校や家庭などでも身近に利用できるのが特徴です。非侵襲でかつ取り扱いの簡便さもあり，これまで脈拍を含む心拍情報に基づいた重度・重複障害児の機能評価の試みがいくつか報告されています。その中でも，心拍の変動を利用した刺激受容評価の試みについて以下に紹介していきます。なお，脈拍と心拍は基本的には一致するものの，厳密には同じとはいえません。しかし，重度・重複障害児の機能評価には心拍に代わってパルスオキシメータを利用した脈拍が用いられることが多いため，ここでは同義として扱うこととします。

　心拍の変化にはゆっくりとした変化もありますが，刺激を呈示した際に生じる一時的な心拍変化が生じる場合もあり，後者を一過性心拍変動とよんでいます。最もわかりやすい例ですと，突然「ワッ」と後ろから呼びかければ，多くの人は驚くかと思います。その時，心拍が一時的に上昇していくのは想像しやすい現象かと思います。このように心拍数が上昇する加速反応は防御（驚愕）反応を示していると考えられています。一方で，刺激に対して一時的に心拍数が下降することもあり，このような減速反応は刺激に対して注意を向けた場合に生じる「定位反応」を反映していると考えられています（Graham & Jackson, 1970）。

　授業中に先生が子どもの名前を呼びかけることは頻繁に行われます。では，応答的反応が乏しい重度・重複障害児において，先生の呼名は子どもに届いているのでしょうか？　このことを確かめるために，一過性心拍変動を利用した知見がいくつか報告されています。例えば，保坂（2003）はある重度・重複障害児を対象として授業中（朝の会）に呼名活動を行った際の心拍を計測しました。図4-6は計6回の呼名活動中に計測した心拍変動の加算平均波形を示しています。破線は

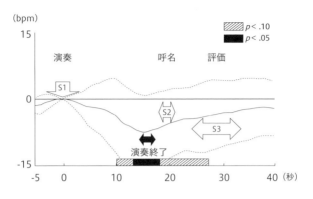

▲図4-6　授業中の呼名活動中における心拍変動（保坂，2003を改変）

ばらつきの程度である標準偏差（±1SD）を示しています。S1は名前呼びの歌の演奏が始まった時点で，この時の心拍数を0として6回の心拍変動が加算平均されています。歌と演奏が終了した後に呼名が行われます（図中のS2区間）。呼名直後に笑顔がみられた場合には，先生が頭をなでたり，拍手をしたりするなどの評価を与えます（図中のS3区間）。図をみると，名前呼びの演奏の開始とともに心拍は減衰し始め，演奏が終了するまで減速し続けているのがわかります。図の黒い横棒は統計的に有意な心拍数の減少がみられた区間を表示しています。この結果は，先生が歌いながらの呼名を行うような活動に対して，子どもはしっかりと注意を向けていたことが推察されます。また，一過性心拍変動は感覚モダリティのいかんにかかわらず観察されるといわれています。例えば，濃厚な医療的介護が必要な重度・重複障害児で，自発的反応がまったくみられなかった事例に対して，鼻元にストロベリーの香りを送ったところ，心拍数の減少がみられたことが報告されています（岡澤・川住，2005）。

このように明確な応答反応がみられない事例においては，先生自身が子どもに働きかけを行っていても，それが本当に子どもに届いているのか，とても気になるところです。どのように声かけを工夫すれば子どもにとって気づきやすいのか，を検討したくても，情報が何もなければ関わり方を改善することもできません。このようなときに生体機能情報を補足的に活用していくことは重度・重複障害児の教育的対

応を考える上でとても大切であることがわかります。

2．知的障害児の運動量を客観的に評価する

　学齢期において，知的障害児は同年齢の健常児に比べて肥満になる傾向が高いことが知られています（中，2006）。特定の疾患に起因するものもありますが，多くは過剰なエネルギー摂取による単純性肥満であると考えられています。その要因の1つとして，近所の普通学校に通う子どもたちと遊ぶ機会も少なく，機会があっても同じような遊びに参加できないなどが挙げられます。結果として，放課後や休日にテレビやビデオをみて過ごすことも多く，全体として活動量の低下を引き起こすのです。過剰なエネルギーの摂取はこれだけが原因ではありませんが，健康の維持増進という視点からも学校生活の中で可能な限り運動量を確保したいものです。では，学校ではどのくらいの運動量が必要なのでしょうか？　また，実際に行っている運動はどの程度の負荷がかかっているのでしょうか？

　最近では，健康志向の高まりを受けてさまざまな健康管理機器が開発され，比較的手ごろな値段で購入することができるようになりました。その中でも，加速度センサーが内蔵された活動量計では従来の万歩計とは異なり，運動強度の時間的推移を記録・管理することが容易にできるようになりました。知的障害児の運動量に関しても，活動量計を利用した試みが報告されるようになってきました。例えば，大橋・金子（2009）はダウン症児の1事例に対して，学期中と長期休暇中の活動量を調査し，学期中に比べ休暇中に活動量が低下することを報告しています。筆者も，肥満症状を示している知的障害児1事例に対して，学校生活中の活動量を計測してみました。図4-7はある1日における学校生活場面での活動量の時間的推移を示したものです。横軸にはある1日の時刻と学校での活動内容（時間割）が示されています。縦軸は身体活動量の単位であるMETs（メッツ：エネルギー消費量が座って安静にしている状態の何倍に相当するかを表した値）で示されています。これをみると，図中の矢印で示されているように，朝のランニングは活動量が高いことがわかります。しかし，それ以外にも学校生活の中で活動量が増えている箇所がいくつかみられます。時間割に「作業学習」という授業が含まれていますが，この時間にも

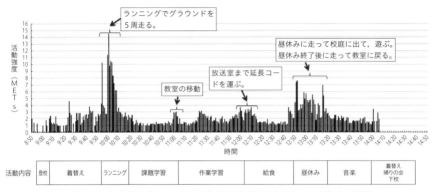

▲図4-7　知的障害児の1事例における学校生活場面での活動量の推移

活動量が全体的に高まっているのがわかります。作業学習という授業は聞きなれないかもしれませんが，将来の職業生活や社会自立に向けて作業活動を中心とした学びを行う授業です。実際には，この事例ではアイロンがけを行ったのですが，家庭生活においても積極的にお手伝いに参加することで，日常生活の中で活動量を増やすことができるのがわかります。

　「体育」の授業中に子どもたちにどのくらいの負荷をかければよいのか，迷ってしまうこともあります。なぜならば，知的な遅れがあるということは，言葉による指示がうまく伝わらなかったり，言葉で自らの気持ちをうまく表現することが難しかったりすることも多いからです。そのようなときに，心拍数を計測することで，より客観的な情報をもとに子どもたちの運動量を決定することができるかもしれません。図4-8には，文部科学省の新体力テストに採用されている20メートルシャトルラン（往復持久走）を4人の知的障害児に実施したときの心拍数を示しています。横軸の0の時点でシャトルランを開始し，各グラフの○で示す時点でで走るのをやめています。図中のA児やB児のように170〜180bpmで疾走を終えているケースもあれば，C児やD児のように200bpm近くまで達した後に疾走を終えているケースもあります。この場合，心拍数が低かったからといって最大努力を示さなかったと短絡的に考えてはいけないでしょう。むしろ，表情や息遣いなどから子どもの状態と心拍数との関連を把握しながら，

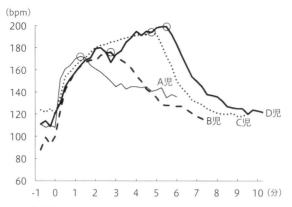

▲図 4-8 知的障害児における 20 メートルシャトルラン遂行中の心拍数変化

普段の授業ではどの程度の運動負荷を与えればよいのか，を考える上での情報として使えるのではないかと考えます。強い負荷を与えすぎても，運動嫌いを助長するだけで，逆に家庭生活では運動をしなくなってしまうことも懸念されます。言葉によるコミュニケーションが十分でない場合には，さまざまな情報から子どもの気持ちや状態を推察することが必要となるでしょう。

5節　おわりに

　科学技術の発展に伴って，さまざまな生体機能計測が可能となりました。この章で紹介した MRI は，非侵襲的に脳の構造を明らかにすることができます。さらに，fMRI では，課題中に脳のどの部分が働いているのかを可視化することができます。このような新しい計測技術によって，障害の原因，そしてそれによって引き起こされる脳への影響などに迫ることができるようになりました。しかし，これらは頭部を一定時間拘束しなければならないなど，障害のある子どもたちにとって計測が難しいことも事実です。それに比べると，頭部に近赤外線光を照射し，それを分析する近赤外線分光法（near infrared spectroscopy: NIRS）を用いれば，測定範囲が脳表に限定されますが，脳の活動を調べることができます。NIRS は fMRI に比べると体の拘束を求めないことから，日常に近い環境下でよりダイナミックな活動

をしている際の脳活動を調べることができます。2節で紹介したアイトラッキングも，機器が体に触れないタイプが開発されており，身体接触を嫌がる子どもにも適用可能になっています。このように計測場面で拘束が少なければ，これまで計測が難しかった対象でも計測が可能となり，新たな事実が明らかにされるようになってきました。さらに，4節で紹介したような脈拍計や活動量計などのように，比較的安価で家電量販店で購入できるものも増えてきました。特別支援教育の対象となる子どもたちの中には，相手に言葉などで訴えることもできず，子どもの状態を把握することが困難な場面もあります。生体機能計測から得られた情報に依存しすぎるのは危険ですが，その情報を活用していく生理心理学的アプローチは，現代社会から求められている「科学的根拠に基づく教育」を達成するためにも，今後ますます注目されていくでしょう。

肢体不自由特別支援学校教員

現場の声 6

　私は，大学では教育学部で特別支援学校教員を養成する課程に在籍し，現在は肢体不自由特別支援学校の教員として重度の肢体不自由と重度の知的障害を併せもった子どもたちと一緒に毎日を過ごしています。子どもたちは車椅子で生活しており，食事やトイレ等，生活全般の介助を必要としています。中には，機械で痰を吸引したり，管から栄養を摂取したりするなど「医療的ケア」を必要とする子どももいます。言葉でのコミュニケーションが難しいので，子どもの視線や表情の変化，身体の緊張等のわずかな変化から「何を見ているのかな」「何を思っているのかな」と子どもの思いを理解しようと努力する毎日です。

　教員として指導や支援を行う際に，子どもの行動をよく観察し，その行動から認知的な特徴やものの見方，聞こえ方，感じ方を知ることは特に重要です。そのために，教員が意図的に子どもの様子を見守る，反応や行動が現れるのを待つことが必要になります。例えば，手を伸ばしてもあと少し届かない距離にAさんが大好きなおもちゃがあります。私は「どうするかな？」とAさんを観察することにしました。しばらくすると，Aさんがおもちゃを見ながら「あー」と何度か声を出しましたが，私は「おもちゃを取ってほしいんだろうな。」と思いつつ見守ります。しばらくすると，今度は私を見ながら「あー」と声を出し，私と視線が合った後，おもちゃに視線を移して「あー」と声を出しました。ここで私は「おもちゃを取ってほしいんだね。よく伝えられたね。」と言っておもちゃをAさんに手渡しました。このようなやり取りを通して私は「Aさんは視線と発声で要求す

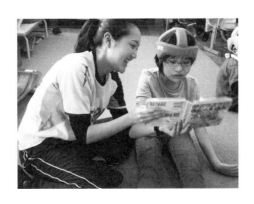

ることができそうだな。他の場面でも，他の人に対しても要求できるようになれば生活の幅が広がるな。」と支援の手立てや目標を考えていきました。

　このようなやり取りの最中に，私は視線計測や脈拍などの生理心理学的なアプローチで検証したわけではありません。しかし，わずかな目の動きや表情の変化，息遣いや鼓動の変容など「Aさんのことを理解したい」と試行錯誤する過程には，結果的に生理心理学的な視点が含まれていたと考えます。

　中高生の時，心理学といえばカウンセラーを想像していたこともあります。しかし今は，知的に遅れがあり，言葉でコミュニケーションをとることが難しい子どもたちと過ごしながら，「目の前の子どもを理解したい」と日常的に考える際に大学で勉強した生理心理学的視点が活かされていると感じています。

発達支援での生理心理学的視点

現場の声 7

　大学では，特別支援教育を学び，特に生理心理学分野から特別な支援を必要とする子どもへのアプローチを考え，「超重症児」と呼ばれる，見た目では見えているのか聞こえているのか判断が難しい子どもの，感覚受容評価についての考察を行っていました。これまで担任教師や支援者の感覚に頼らざるを得ない部分が大きかった重症児の感覚受容評価が，近年発展してきた脳機能イメージング技術を利用することで客観的にできるようになれば，より効果的な教育・療育が提供できるのではないかという考えのもと，重症心身障害児者の方々が入所する施設に児童指導員として就職しました。実際に支援の現場に出てみて，特に役に立ったのは，実際に感覚受容評価をする技術ではなく，生理心理学の考え方でした。5年間重症児者の支援に携わり，食事や入浴などの日常生活の支援や療育をする中，所どころで迷った時に介入の手立てを考える1つの考え方として，生理心理学の知識はとても役立ちました。その後，子どもの支援に携わりたいと考え，現在は発達障害や何らかの生きづらさを感じている子どもの支援をしています。今でももちろん，学生時代に学んだ生理心理学の考え方が仕事に役立っています。

　重症児の支援をしていたときにとても大事にしていたのは，「見た目ではわからないけど，感じているかもしれない，脳には刺激が届いているかもしれない」という考え方です。客観的評価としての「この子はこの刺激を受容している」という評価ができなくても，もしかしたら，という考えを持って支援に当たることで，支援の幅は広がります。身体的にも重い障害を持っているがために，限られた空間で生活している中で，できるだけ多くの刺激を提供することは，重症児の支援ではとても重要なことだと感じています。

　また，現在の発達障害や何らかの生きづらさを感じている子どもの支援で大事にしているのは，人の認知特性についての考え方です。何度も口頭で説明しても言うことを聞けなかった子どもが，紙に書いて説明したら1度の説明で話を聞くことができたということが，私がいる支援の現場ではよくみられます。これは，耳で聞いた情報よりも，目で見た情報の処理のほうが得意な子どもの特徴ともいえます。そもそも情報処理の仕方に得意不得意があるという考え方ができるかどうかで，その後の支援は変わってきます。この考え方も，私が大学で生理心理学から学んだことの1つです。

　そして，どちらの現場でも同様に感じるのは，人を支援する仕事の基本は，対象者のアセスメントをしっかりとることの重要性です。相手をよく知っ

て，その困難さ，課題の要因を分析し，根本的な要因に対してアプローチしていく必要があります。アセスメントの視点は，さまざまです。成育歴，生活歴，家庭環境など，いろいろな面から対象者の状態を把握します。そしてその一つひとつに，生理心理学的視点を持っていることが，アセスメントの質を高めると感じています。例えば，先述した，認知特性に偏りがあるか，等の視点を持っておくことでより深く対象者を知ることができると感じています。

　私の仕事のすべてが，大学時代に学んだ生理心理学の知見で整理できているわけではありません。どんな仕事もそうですが，机上で学んだことと現場で起きていることを関連させて考えるのは簡単ではありません。また，日々更新されていく新しい知見を自分で調べて仕事に取り入れていく必要があるため，学びを止めない努力も必要です。「人」という，一定ではない日々変わっていく対象を相手にする以上，常に新しい情報を取り入れ，また時代に合った考え方をしていく必要があるという難しさがあります。

　一方で，それはやりがいであり，面白さでもあります。学生時代，私は「人間の行動は脳に起因する」と信じて，自分や周りの人の行動と脳の機能を結びつけて考えるのが好きでした。実際に，生理心理学の考え方を知ると，「この子はなんでこんなことするんだろう」「なんでこれが難しいんだろう」と思ったときに，本人の努力不足や周りの接し方に責任を負わせるのではない仮説を立てることができます。まだまだ障害を持った本人や家族が負い目を感じてしまうことが多い社会の中で，見通しが持てないつらさではなく，科学的な根拠のある支援で見通しを持つことができたら，本人や家族の気を少しでも軽くしてもらえるのではないかと，日々支援を続けています。

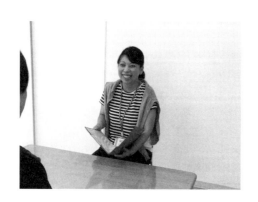

特別支援学校での生理心理学

　私が働いている学校は，知的障害を有した児童生徒が通う特別支援学校です。実際に通っている子どもたちの実態はさまざまで，弱視や車イス移動の子どもたちもいれば，重度・重複障害の児童生徒から軽度の発達障害の子どもたちまで幅広く在籍しています。障害種が多様化する中，その子たちに必要な力は何かを見極めて適切な方法で支援をしていく，より高い意識と専門性があらためて必要な職場であることを，日々感じています。

　言葉だけではなかなか注意が向かなかったり理解が進まなかったりする子どもたちに，試行錯誤した教材・教具を示して，子どもたちが「わかった！」「できた！」と意欲的に学習ができるようになった瞬間に居合わせると，教師として何よりの喜びを感じます。つまずく原因を考えながら教材・教具を作るときは，「情報が多すぎるかな？」「見え方はどうだろう？」などと考えます。子どもたち自身が努力をしたり，考えたりすることはもちろん大事ですが，障害によって生理的な難しさをもともともっている場合，そのことに何も配慮されていない教材・教具で努力を強いるのは，とても酷なことだと私は思います。私は学生のとき，NIRSという脳血流を計測する機材を使って障害のある子どもたちの運動の特徴を研究しました。子どもたちのつまずきを考えるとき，脳の機能局在（運動や感情などの機能を脳の異なる部分で司っていること）の図がパッと浮かぶこともあります。機能的な特徴からつまずきの背景を考えられるようになった素地は，学生の頃の経験から得られていると思っています。

　ただ，それでもなかなかうまくいかずに「なぜだろう」と悩むこともたくさんあります。私が悩んでいるときは，子どもたちも同じように「うまくいかない」「伝わらないな」「こうしてほしいのに」と思っているはずです。例えば，体育で長距離走を行っているとき，「もっとゆっくりね」などと子どもたちに話しかけますが，子どもたちはどのくらいの速さで走ればいいのかわからず，ペース配分がなかなかできません。先生も子どもたちもうまくいかない気持ちのまま，学習が進んでいってしまいます。そんなとき，自分の心拍数がすぐわかる機具を利用して，「120（bpm）くらいを守って走ろう」と伝えると，子どもたちはその数字を目指して走り，徐々にそのときの身体の感覚を覚えて，結果ゆっくり走ることを覚えていきます。心拍数という生理学的指標が有効な支援につながった例です。

　子どもたちの目線に立って見てみると，私たちが暮らす日常は，曖昧な表現で成り立っていることが多いことに気づかされます。また，社会生活を送る上で必要な人との関わりの中，自分や相手の気持ちを把握しようと

することも欠かせないことですが，これも決まった型がなく難しいものです。生理心理学が今後も発展し続け，障害のある子どもたちの身体や気持ちの動きを深く推察する手がかりとしてさらに活用の場が広がっていくことを，私も少しだけ生理心理学に携わった者として楽しみにしています。

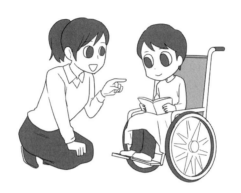

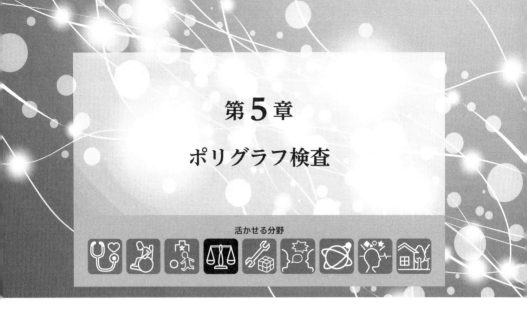

1節　はじめに

　皆さんは,「ポリグラフ検査（polygraph test）」というものをご存知ですか。ポリグラフ検査とは,一般に,脳波や心拍など複数の(poly-)生理現象を同時に記録して描く（-graph）検査のことです。例えば,睡眠中の生理状態を多角的に記録する検査は,睡眠ポリグラフ検査と呼ばれます（専門的にはポリソムノグラフィといいます）。本章では,犯罪捜査で用いられるポリグラフ検査について紹介します。

　ポリグラフ検査は,世間一般ではよく,嘘発見器と呼ばれます。それは,歴史的には間違いではありません。嘘は,言葉や行動など,外に現れるものから見破るのは困難です。そのため,人の内側——嘘をついたときの生理的な変化——に注目したのが,ポリグラフ検査のはじまりでした。

　しかし,現在日本の犯罪捜査で用いられているポリグラフ検査は,嘘を発見しているわけではありません。事件に関する記憶を生理現象の変化から調べています。心理生理学的に成熟した技術として,年間5,000件ほどの検査が行われ（Osugi, 2011）,事件の解決に役立っています。

　本章では,ポリグラフ検査を通して,犯罪捜査という応用場面で心理生理学がどのように活用されているかを紹介します。まず,ポリグ

ラフ検査の具体的な手続きを紹介します。そして，指標として用いられる生理的な反応を，その測定方法とともに紹介します。さらに，生理反応が反映する認知過程や検査の正確性についても紹介します。章末の「現場の声」では，ポリグラフ検査が犯罪捜査でどのように活用されているかを中心に紹介します。本章から，脳や身体と心との関係を探る心理生理学が，基礎的な研究にとどまらず，社会で実際に活用されている技術を多く提供する，魅力的な学問であることを伝えられたら幸いです。

2節　ポリグラフ検査とは何か？

　この節では，ポリグラフ検査がどのようなものか，また，どのように使われているかを紹介します。まず，ポリグラフ検査の歴史について，簡単に説明します。次に，現在日本のポリグラフ検査で用いられている検査方法である「隠匿情報検査法」について説明します。さらに詳しく学びたい方は，平ら（2000）や松田（2016）を読んでみてください。

1. ポリグラフ検査の歴史

　身体の反応から，嘘に伴う心の動きを検知して見破ろうとする試みは，古くから行われてきました。すでに紀元前900年頃のインドの記録に，「顔が赤くなるといった生理反応から犯人の同定ができる」とあるそうです（Ben-Shakhar & Furedy, 1990）。このことは，生体計測の概念がなかった時代から，「言葉や行動に表れない心の中身が身体に表れる」という経験や信念があったことを示唆しています。

　本格的な生理計測による嘘発見は，1895年に，近代犯罪学の父として有名なロンブローゾ（Lombroso, C.）により行われました。そこでは，事件に関係する写真と関係しない写真を被検査者に示したときの，血圧や脈拍の変化が測定されました。その後，皮膚電気反応や呼吸など，複数の測度を測定することが提唱され，ポリグラフ検査へとつながっていきました。

　1947年，リードにより，ポリグラフ検査における質問法が改良されました。これが対照質問法（control question test，もしくは，

| 凸凹スーパーでの窃盗事件に関する質問 | 生理反応 | 判定 |

・あなたは，Xさんですか
・あなたは，26歳ですか
・今年の4月13日に，凸凹スーパーの8万円が入った手提げ金庫を盗んだ犯人を知っていますか
・あなたは，大手町に住んでいますか
・今年の4月13日の夜に，凸凹スーパーの手提げ金庫を盗んだのはあなたですか
・以前勤めていた○○会社の売上金をごまかしていたのはあなたですか
・あなたは，昭和の生まれですか
・今年の4月13日に，×△スーパーの大型金庫から30万円を盗んだのはあなたですか
・凸凹スーパーから盗まれたお金が，どうなったか知っていますか
・あなたは，10月の生まれですか

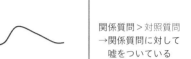

関係質問＞対照質問
→関係質問に対して嘘をついている

関係質問＜対照質問
→関係質問に対して嘘をついていない

▲図5-1 対照質問法によるポリグラフ検査（平ら，2000を基に作成）
黒の実線で囲った質問が関係質問，灰色の点線で囲った質問が対照質問，それ以外の質問は無関係な質問である。対照質問法は，現在のわが国のポリグラフ検査では用いられていない。

comparison question test: CQT）と呼ばれるものです。対照質問法では，図5-1のように，被検査者が検査の対象となる事件を起こしたかを直接尋ねる関係質問と，この事件と似ているけれど関係しない事件について尋ねる対照質問を提示します。対照質問となるのは，被検査者が嘘の返答をする，もしくはとても気にすることがあらかじめわかっている質問です。関係質問に対して，対照質問に対してよりも大きな反応が生じれば，被検査者は関係質問に対して嘘をついていると判断します。一方，対照質問に対して，関係質問よりも大きな反応が生じれば，被検査者は関係質問に対して嘘をついていないと判断します。対照質問法は，現在の世界のポリグラフ検査において，最も広く用いられている検査法です。

しかし，対照質問法では，無実の人であっても対照質問よりも関係質問のほうが気になってしまい，大きな生理反応が生じてしまう可能性が排除できません。無実の人を誤って「嘘をついている」と判断してしまう可能性（フォールスポジティブ率）が高い検査として，心理

生理学者から強く批判されています(Ben-Shakhar, 2002)。そのため，対照質問法は，現在の日本の犯罪捜査では使われていません。

2. 隠匿情報検査法

　リッケンが1959年に提唱した隠匿情報検査法（concealed information test: CIT, 当時は有罪知識検査法［guilty knowledge test: GKT］と呼ばれていました）は，対照質問法とはまったく異なる発想に基づいています。その発想は，「嘘ではなく事件に関する記憶の有無を検出しよう」というものです。隠匿情報検査法の質問表は，図5-2のように，事件に関係する裁決項目（例えば，窃盗品である指輪）と，それと似ているが事件とは関係しない非裁決項目(例えば，ネックレス，イヤリング，腕時計，ブローチ）で構成されます。これらの項目は，事件事実を知らない人であればどれが事件に関係する項目かわからないように選びます。そして，「盗まれたのは指輪ですか？」「ネックレスですか？」などと尋ねたときの生理反応を測定します。裁決項目に対して，それ以外の複数の非裁決項目よりも大きな生理反応が生じたときは，「被検査者は裁決項目を記憶している」と推定します。一方，裁決項目と非裁決項目の生理反応に違いがなければ，「被検査者は裁決項目を記憶していない」と推定します。

　隠匿情報検査法は，対照質問法と比べて，心理検査としての妥当性が高いと認められています。これは，「被検査者が裁決項目を記憶していなければ，裁決項目と非裁決項目とで生理反応に違いがみられな

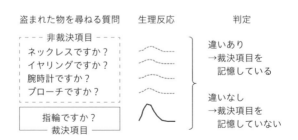

▲図 5-2　隠匿情報検査法によるポリグラフ検査

いはず」という検査の前提が，心理学的に見て十分に納得できるものだからでしょう。また，隠匿情報検査法で検査した場合，記憶がない人を誤って「記憶がある」と判定する確率（フォールスポジティブ率）が極めて低いことが知られています（小川ら，2013）。これらの理由から，日本の犯罪捜査で用いられるポリグラフ検査では，隠匿情報検査法が採用されています。以後で「ポリグラフ検査」と述べるときは，隠匿情報検査法によるポリグラフ検査のことを指しています。

3節　ポリグラフ検査の方法

　前節では，ポリグラフ検査とは何かについておおまかに説明しました。この節では，検査を行う際の具体的な手続きについて紹介します。
　ポリグラフ検査は，事前に検査を受けることに同意した人に対してのみ行います。まず，検査者は被検査者と面接し，被検査者が事件について何をどこまで知っているかを確かめます。そして，被検査者が「知らない」と述べている事柄について，本当に知らないのかをポリグラフ検査で調べていきます。
　検査は，被検査者に生理データをとるためのセンサーをつけて実施します。検査者は，「指輪ですか？」などの項目を，口頭で，もしくは文字や写真・イラストとともに提示します。被検査者は，基本的に，すべての項目に対して「いいえ」などの否定の返答をします。各項目は，だいたい20秒から30秒の間隔で提示されます。すべての項目を提示したら，休憩をはさみ，提示の順序を変えてもう1度繰り返します。繰り返しの数はだいたい3回から5回です。裁決項目と非裁決項目で異なる生理反応が繰り返しみられるかをもとに判定を行います。
　この検査は，事前にどれが裁決項目（事件に関わる項目）かわからないときでも行うことができます。探索質問法といわれる使い方です。例えば，遺体は見つかっていないけれど，殺人が想定される事件では，「遺体があるのはA市ですか？」「B市ですか？」「C市ですか？」「D市ですか？」「それ以外ですか？」というような質問をします。もしB市に対してほかとは異なる生理反応がみられれば，B市に遺体がある可能性が高いとして，B市を中心に捜索が行われることになります。

このようなポリグラフ検査は，日本では殺人，放火，窃盗など，さまざまな事件の捜査で広く使われています。検査は，各都道府県の科学捜査研究所に所属する研究員が担当しています。詳しい活用状況は「現場の声9」に書かれていますので，ぜひ読んでみてください

4節　ポリグラフ検査で測定される生理反応

　ポリグラフ検査では生理反応をもとに記憶の有無を推定しますが，実際にはどのような生理反応が測定されているのでしょうか？　日本の犯罪捜査の現場では，汗腺の活動や心拍数，脈波，呼吸などが測定されています。これらは，自律神経系の測度といわれます。一方，研究場面では，脳波や機能的磁気共鳴画像法（functional magnetic resonance imaging: fMRI）などを使って，脳の活動も測っています。どれも心理学研究でよく使われる測度です。この節では，実際に犯罪捜査で利用されている自律神経系反応を中心に，それぞれの生理反応が「どのように測定されるか」「何を反映しているのか」を説明します。

1．自律神経系反応

　自律神経系は，本書第1章の図1-2のように，末梢神経系に属し，交感神経と副交感神経の2種類があります。両者は相補的に作用して，体内の臓器の状態を調整しています。交感神経が制御するのは，緊急時やストレス時に，その対象に立ち向かったり（闘争），対象から逃げたりする（逃走）反応です。一方，副交感神経が制御するのは，休息や回復に関わる反応です。ポリグラフ検査では，皮膚電気活動，心拍数，規準化脈波容積，呼吸といった複数の自律神経系の測度を，同時に測定します。以下は，これらの測度についてそれぞれ詳しく説明します。

（1）皮膚電気活動
①何を測っている？
　皮膚電気活動は汗腺の活動を反映する測度です。汗による皮膚の電気的な特性の変化を測っています。汗腺は交感神経に支配されています。体温調整のための発汗ではなく心の動きに伴って生じる発汗は，

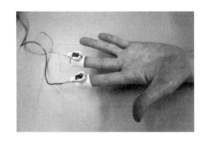

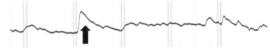

▲図 5-3　ポリグラフ検査における皮膚電気活動の測定例（上）と，裁決項目を知っているときの典型的な変化（下）

主に手のひらや足底でみられます。闘争や逃走を行う際，手足と地面の摩擦を大きくしてすべりにくくするなどの役割があるといわれています。

②ポリグラフ検査ではどう使われる？

　ポリグラフ検査では，普通，図5-3のように，2本の指先に電極をつけることで，皮膚電気活動を測定します。2本の指の間に微弱な電気を流して，汗による皮膚の電気的な変化を測ります。裁決項目を記憶しているとき，裁決項目に対して非裁決項目よりも皮膚電気活動は増大します。

③どのような処理を反映する？

　皮膚電気活動は，一般的に，強い覚醒を引き起こす刺激に対して何か行動を起こすための準備状態を反映するとされています。そのため，普段とは異なるめずらしい刺激や，その人にとって重要な刺激が提示されると増大します。例えば，自分の名前を呼ばれたり，有名人の顔が示されたりしたときに増大します。ポリグラフ検査において，被検査者が犯人であれば，裁決項目が事件と関わる重要な刺激だとわかるはずです。また，裁決項目は1個なのに対して非裁決項目は4個あるので，裁決項目は5回に1回程度しか提示されない，普通とは異なる刺激になります。そのため，皮膚電気活動が増大すると考えられます。

（2）心拍数

①何を測っている？

心拍数は，1分間当たりの心臓の拍動数（beat per minute: bpm）のことです。心臓の拍動と拍動の間隔の逆数として計算します。心臓は交感神経と副交感神経の支配を受けているため，拍動の間隔は1拍ごとに微妙に変化します。交感神経が活性化すると短くなり，副交感神経が活性化すると長くなります。この拍動を測るために，心臓の動きに伴う電気的な変化を心電図として記録します。

②ポリグラフ検査ではどう使われる？

ポリグラフ検査では，普通，図5-4のように電極をつけ，右手首と左足首の電位差から心電図を測定します。裁決項目を記憶しているとき，裁決項目に対して非裁決項目よりも心拍数は低下します。

③どのような処理を反映する？

一般に，刺激の提示から約5秒以内に生じる心拍数の低下は，副交感神経の活動によるものとされています。拍動に伴う体の揺れを抑えて，普段とは異なる刺激や重要な刺激に注意を向け，感覚刺激を取り込んだり，情報を集めたりする機能を反映するとされています

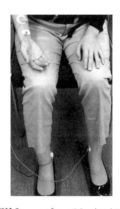

▲図5-4 ポリグラフ検査における心電図の測定例（上）と，裁決項目を知っているときの心拍数の典型的な変化（下）

(Bradley, 2009)。一方，ポリグラフ検査では，刺激提示から約5秒以降も持続的に心拍数が低下します。このような心拍数の低下は，心臓血管系のホメオスタシスの影響を受けている可能性があります。ホメオスタシスとは，体内の状態を一定に保つための調整機序です。ストレスフルな刺激が提示されると，次の節で述べるように，指先などの末梢の血管が収縮します。すると，血の巡りがわるくなり，血圧が高くなります。この上がった血圧を下げるために，心拍数を遅くする，というメカニズムが働いているようです（廣田ら，2009）。

(3) NPV
①何を測っている？

規準化脈波容積（normalized pulse volume: NPV）は，指先の細動脈の血管の緊張度を反映する測度です。血管は交感神経の支配を受けます。重要な刺激に直面したときは，あらかじめ末梢血管を収縮させるなどして血液を通りにくくし，血液が体幹部に集まるようにします。それにより，いざというときに血液を骨格筋に重点的に配分できるよう準備します（澤田，2009）。NPVと類似の反応を測定する測度として，指尖皮膚血流量があります。

②ポリグラフ検査ではどう使われる？

ポリグラフ検査では，図5-5のように，指先を挟むようにセンサー

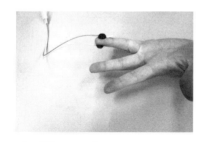

▲図5-5　ポリグラフ検査におけるNPVの測定例（上）と，裁決項目を知っているときの典型的な変化（下）

を2つ装着します。一方から近赤外線の光を放ち，もう一方で受光します。血液に含まれるヘモグロビンはこの光を吸収するので，光がどのくらい吸収されたのかによって，その部位に流れる血液の量を知ることができます。裁決項目を記憶しているときは，裁決項目に対して非裁決項目よりも血液の量が減り，NPVは減少します。

③どのような処理を反映する？

NPVは一般に，心理的なストレスの指標として利用されています。ストレスが高まるとNPVは減少します。裁決項目を記憶しているとき，NPVは通常，裁決項目に対して非裁決項目よりも減少しますが，その後上昇することもあります。これは，被検査者が「事件に関する項目はもう出てこない」とわかるため，ストレスが軽減するからだと考えられています。

(4) 呼吸
①何を測っている？

呼吸の様子を捉える方法として，体内に出入りする空気の量を測る直接的な方法や，呼吸に伴う胸や腹の動きを捉える間接的な方法があります。呼吸は生きている限り，意識しなくても生じるものですが，意識的にコントロールすることもできます。意識的なコントロールができるのは，他の自律神経系測度と比べたときの呼吸の特徴です。

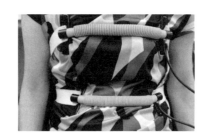

▲図5-6 ポリグラフ検査における呼吸の測定例（上）と，裁決項目を知っているときの典型的な変化（下）

②ポリグラフ検査ではどう使われる？

　ポリグラフ検査では，図 5-6 のように，胸や腹にセンサーを巻きます。息を吸うと胸腹部がふくらみ，吐くとへこみます。したがって，胸腹部の周囲長を測ることで，呼吸の深さやはやさを捉えることができます。裁決項目を記憶しているときは，裁決項目に対して非裁決項目よりも呼吸は抑制されます。ゆっくりとした浅い呼吸になったり，息をつめた状態になったりします。

③どのような処理を反映する？

　不快な写真を見たときに，それによって生じた生理的な反応を抑えるように教示すると，ゆっくりとした浅い呼吸になることが知られています（Dan-Glauser & Gross, 2011）。ポリグラフ検査でみられる呼吸の抑制も同様に，生理的な反応を抑えようとする制御的な処理を反映している可能性があります。

(5) 自律神経系反応のまとめ

　皮膚電気反応の増大，心拍数の減少，NPV の低下は，裁決項目に対して注意を向ける定位反応（orienting response）と関わっていると考えられています。定位反応は，普段とは異なる事象に対して生じる反応で，それが重要なものであるほど大きくなります。進化の過程では，重要な対象（例えば捕食者）に遭遇したら，その対象や状況について情報を収集し，何かあればすぐに闘争／逃走できるように準備をしておく必要がありました。そのメカニズムが定位反応として現在も身体に残っていると考えられます。交感神経と副交感神経が同時に活動（共亢進といいます）するのも，定位反応が生じているときの特徴です。一方，呼吸の変化は，定位反応というよりも，生理反応の抑制などの制御的な処理と関連していると考えられます。

2．中枢神経系反応

　脳波や fMRI は，実務のポリグラフ検査では使われていませんが，研究ではよく用いられます。脳波は，脳内の神経が活動するときに発生する電位を記録し，「どの時点で脳活動が生じたか」を調べるのに適しています。一方，fMRI は，脳の各部位での血流に伴う酸素の消費や供給などを記録し，「脳のどの部位が活動したか」を調べるのに

適しています。以下は，隠匿情報検査法を使ったときに，脳波やfMRIがどのように変化するかを簡単に紹介します。詳しく知りたい方は松田（2016）を参照してください。

(1) 事象関連電位

特定の事象に関連して一過性に生じる脳波の変化を，事象関連電位（event-related potential: ERP）と呼びます。事象関連電位にはさまざまな成分がありますが，1秒以内に生じる成分がほとんどです。そのため，項目の提示間隔は，自律神経系反応を測定する場合と比べて短くてすみます（およそ1～3秒くらい）。ただし，脳波にはノイズも多く含まれているので，自律神経系のように毎回の刺激に対する反応を1つずつ見ることはできません。何十回も刺激を提示して，その結果の平均をとることでノイズを除く必要があります。

ポリグラフ検査との関連で特に注目されるのは，図5-7に示したような，P3，もしくはP300と呼ばれる成分です。刺激提示から3番目に生じる陽性（positive）の波であり，300ミリ秒以降に生じる頂点を持つことから，この名前で呼ばれます。裁決項目を知っていると

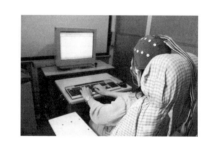

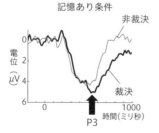
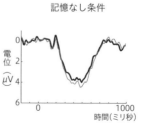

▲図5-7　脳波測定の例（上）と，裁決項目を記憶しているとき／記憶していないときの事象関連電位（下）

き，P3振幅は増大します。P3振幅は大きくて観測しやすいため，隠匿情報検査法を用いた研究でよく測定されます。

P3は，典型的には，オッドボール課題において観測されます。オッドボール（oddball）とは「変わり者」の意味です。「ポッ」という低い音の中に，ときどき「ピッ」という高い音が出てくるとき，この高い音を黙って数えるように教示されると，P3が生じます。このようにP3は，たまにしか提示されない刺激や，課題に関連する刺激に対して生じます。また，刺激に注意を向けると，P3の振幅は大きくなります。応用分野では，P3振幅は，刺激に向けられた注意の量の指標として用いられます（入戸野，2013）。

P3のほかにも，裁決項目に対して，N2（2番目に生じる陰性negativeの波）や後期陽性電位（late positive potential: LPP）といった成分が増大することが知られています。N2は，P3よりも早く生じる成分で，他とは異なる刺激の検出と関わっています。一方，LPPはP3より遅くに生じ，検出した刺激に対して行う認知処理の負荷の大きさを反映しています。

(2) fMRI

fMRIを隠匿情報検査法において測定した研究は，まだそれほどありませんが，そのうち6つの研究をまとめて分析した結果が報告されています（Gamer, 2011）。図5-8がその結果です。裁決項目に対して，非裁決項目と比べて，右半球の中前頭回（middle frontal

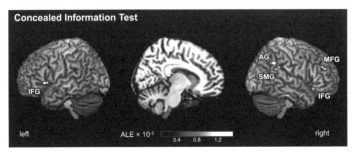

▲図5-8　隠匿情報検査法によるfMRIデータのメタ分析結果
　　　　　（Gamer, 2011を一部改変）

MFG：中前頭回，IFG：下前頭回，AG：角回，SMG：縁上回

gyrus: MFG），両半球の下前頭回（inferior frontal gyrus: IFG），右半球の角回（angular gyrus: AG），右半球の縁上回（supramarginal gyrus: SMG）が活性化することがわかります。

　角回・縁上回は，側頭頭頂接合部とも呼ばれます。側頭頭頂接合部は，下前頭回とともに，腹側前頭－頭頂ネットワークを形成するとされています。特に右半球におけるこのネットワークの活動は，定位反応と関係すると考えられています。中前頭回は，背外側前頭前野（dorsolateral prefrontal cortex: DLPFC）ともいわれます。感覚刺激の内的なイメージや行動プランに注意を向け，情報を保持する機能があるとされています。右下前頭回は，反応を抑えるブレーキの役割を果たします。目標に向かって意図的に反応を抑えようとするときや，記憶を思い出さないようにするときに活動するとされています。

3. ポリグラフ検査で生じる生理反応のまとめ

　この節では，ポリグラフ検査における生理反応を紹介しました。表

▼表5-1　ポリグラフ検査において，裁決項目を記憶しているときに生じる生理反応

生理測度		裁決項目に対する変化(vs. 非裁決項目)
自律神経系反応	皮膚電気活動	増大
	心拍数（heart rate: HR）	低下
	規準化脈波容積（normalized pulse volume: NPV）／皮膚血流量	低下
	呼吸	抑制
事象関連電位(event-related potential: ERP)	P3（P300）	増大
	N2	増大
	後期陽性電位（late positive potential: LPP）	増大
機能的磁気共鳴画像法（functional magnetic resonance imaging: fMRI）	右角回（angular gyrus: AG）	増大
	右縁上回（supramarginal gyrus: SMG）	増大
	右中前頭回（middle frontal gyrus: MFG）	増大
	左右下前頭回（inferior frontal gyrus: IFG）	増大

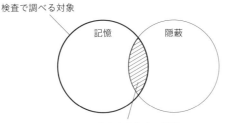

▲図 5-9　隠匿情報検査法によるポリグラフ検査で調べる対象と，検査を実施するときの状況

ポリグラフ検査が実施されるのは，被検査者が記憶を隠している可能性があるときのみである。

5-1 にまとめた通り，裁決項目を記憶しているとき，その項目に対して，非裁決項目に対してよりも，皮膚電気活動が増加し，心拍数が低下し，NPV が下がり，呼吸が抑制されます。事象関連電位では P3，N2，LPP 成分が増大します。fMRI では，腹側前頭－頭頂ネットワークと，中・下前頭回が活性化します。

　これらの生理測度が反映する認知過程を眺めると，大きく分けて 2 種類あることに気づきます。1 つは，低頻度で提示される有意味な刺激に対して定位する過程。もう 1 つは，反応を制御しようとする過程です。

　これは，ポリグラフ検査の構造と関わっていると考えられます。図 5-9 を見てください。隠匿情報検査法は，裁決項目を記憶しているか否かを調べる検査です。裁決項目を記憶していれば，検査で裁決項目があまり提示されないこと，事件と関わる重要な刺激であることがわかるはずです。そのため，裁決項目を再認すると，定位反応が生じると考えられます。一方で，ポリグラフ検査は，被検査者が裁決項目を知っていることを隠している可能性がなければ，そもそも行う必要はありません。そのため，裁決項目に対して生じる生理反応には，裁決項目を再認することによる反応に加え，再認した記憶を隠そうとすることによる反応が含まれると考えられます。記憶を隠すために，生じている反応をモニターし抑制する制御的な処理が必要になるのでしょう。

5節　判定成績

　ここまで，ポリグラフ検査の原理や，測定される指標について説明してきました。では，このポリグラフ検査，実際にはどのくらい当たるものなのでしょうか？　ポリグラフ検査の精度について調べた研究は多くありますが，ここでは比較的最近の結果を紹介します。

　小川ら（2013）は，模擬的に指輪を盗んだ群（犯人群）80名と，盗まなかった群（無実群）72名，計152名の被験者のポリグラフ検査データから，判定成績を調べました。各被験者に対して，指輪を裁決項目，ネックレス・イヤリング・腕時計・ブローチを非裁決項目としたポリグラフ検査を行いました。取得したデータを，計36名のポリグラフ検査者が，被験者がどちらの群か知らない状態で判定しました。判定の種類は，被検査者が裁決項目を「記憶している」か，「記憶していない」か，「記憶の有無は不明である」かの3つでした。結果は表5-2の通りです。不明判定を除けば，犯人群を正しく「記憶あり」と判定する確率は86%（57/(57+9)），無実群を正しく「記憶なし」と判定する確率は95%（52/(52+3)）でした。

　ここで判定エラーに注目しましょう。判定エラーには2種類あります。実際は記憶がない（無実群）のに「記憶あり」と判定するエラーと，実際は記憶がある（犯人群）のに「記憶なし」と判定するエラーです。前者をフォールスポジティブ，後者をフォールスネガティブと呼びます。特にフォールスポジティブは冤罪につながりかねない重大なエラーです。しかし，表5-2から，ポリグラフ検査ではこの割合が5%程度と少ないことが読み取れます。しかも，この実験では，指輪を尋ねる質問しかしませんでしたが，実務では，侵入方法や指輪があった場所など，複数の質問をします（詳しくは本章後半の「現場の声9」

▼表5-2　実験によるポリグラフ検査の正確性 （小川ら，2013）

群	検査者による判定			合計
	「記憶あり」	「記憶なし」	「不明」	
犯人群	57	9	14	80
無実群	3	52	17	72

(名)

を参照してください)。すべての質問についてフォールスポジティブが起こる確率は非常に低く,例えば,1つの質問でフォールスポジティブが生じる確率が5%のとき,4つの質問すべてでフォールスポジティブが生じる可能性は $0.05^4 = 0.0006\%$ です。

このように,ポリグラフ検査は,心理検査としては正確性の高い検査といえます。しかし,フォールスポジティブの確率が0ではないこと,フォールスネガティブや「不明」の判定が比較的多いことは,今後の課題といえるでしょう。新たな生理測度を追加することで,生体の反応をより多角的に捉えることが,解決策の1つだと考えられます。

6節　まとめ

ポリグラフ検査は,生理反応から被検査者の内面(被検査者が持つ記憶)を推定する検査です。心と身体はつながっているという心理生理学の発想をそのまま活かした検査となっています。また,「裁決項目と非裁決項目を比較する」ことで,統制条件を設定した,心理学的に妥当な検査となっています。本来は目に見えない,被検査者が隠し持っている情報を,生理反応を使って明らかにできるという発想は魅力的です。正しく使えば,犯罪捜査に大きく貢献できるでしょう。一方で,人によってはそれに怖さや不快感を覚える方もいるかもしれません。しかし,ポリグラフ検査は,被検査者のプライバシーをむやみに暴くことが目的ではありません。事件解決のために,真実を明らかにするための検査です。その原点を忘れずに,「真実をより正確に明らかにするにはどうしたらよいか?」という発想で,さらに研究を進めていく必要があると考えています。

現場の声 9

科学捜査研究所（科捜研）

　ここでは，私の勤めている科学捜査研究所（科捜研）をご紹介します。「科捜研」と聞くと，だいたいの方がテレビドラマを思い浮かべるようで，最近は「科捜研」という略称も広く知られるようになりました。とはいえ，テレビの世界とは少し違うその実際は，まだあまり知られていないように思います。ここでは，科捜研の役割と仕事内容，そして私が日々どのように仕事をし，何を目指しているのかをお話していきたいと思います。

● 科捜研の役割

　まずは科捜研の役割について，少し紐解いてみましょう。テレビドラマでは，実際に犯罪現場に臨場し犯人の行動を予測する捜査員や，残された微細な資料を一つひとつ採取する鑑識の姿がよく描かれますが，科捜研はその少し先，捜査員や鑑識が採取してきた多くの資料が何なのか，何を示すのかを科学的に鑑定する部署です。さらに，採取された資料の性質や鑑定目的によって，科捜研のどの部門が鑑定を請け負うかが決定されます。例えば，現場に残された血痕から犯人のDNAを特定したい，ということになれば，「血痕」という資料は生物部門である「法医科」に持ち込まれます。不審な動きを繰り返す人物が違法薬物を使っているかどうかを確認したい，ということになれば，その人物の「尿」は化学部門である「化学科」に持ち込まれるという具合です。火災の原因を探りたい，残された音声を解析したい，防犯カメラ画像を鮮明化したい，となれば「物理科」の登場ですし，通貨が偽造かどうか，筆跡が同一人によって書かれたかどうか，そういう鑑定は「文書鑑定科」が担当することになります。刑事事件に目が行きがちですが，交通事故現場に残された微細な資料から車種を割り出す仕事も科捜研が請け負いますし，事故時にどの程度の速度が出ていたのかを鑑定するのも科捜研です[注1]。

　では，私が所属する「心理科」は何をするところなのでしょう。私が実際に対面するのはもちろん「人」ですが，鑑定の対象は，その人の持つ「記憶」や「認識」です。目に見える血痕や尿，画像等を扱う多くの科と異なり，心理科が扱うものの正体は本来目に見えないものです。それを目に見える形で，すなわち生理データとして示し，その「記憶」や「認識」が当該の犯罪につながり得るのかどうかを推定することが，心理科の仕事だということになります[注2]。科捜研の多くの科が，目の前にある「現場資料」が何なのか，誰につながるのかを鑑定する一方で，心理科は，目の前にいる「人」が犯罪につながるのかどうか，つながるとするとどうつながるのかを推定

します。その意味で，科捜研の中でも少し特殊な仕事だといえるかもしれません。

  注1　各科の名称や業務内容については，各都道府県により多少の違いがあります。
  注2　心理科は，都道府県によってはプロファイリング業務を兼務していますが，ここでは省略します。

● ポリグラフ検査の役割

　「記憶」や「認識」を科学的に鑑定する方法が，第5章のトピックである「ポリグラフ検査」です。ここでは先に紹介された最も基本的な使われ方にプラスして，実際にポリグラフ検査がどんなふうに使われているのか，4つの仮想事例とともに紹介してみましょう。

　はじめに，多くの人が「ポリグラフ検査を受ける人はほぼ犯人，もっといえば凶悪犯ばかり」と思っているのではないかと思いますが，実はそんなことはありません。犯罪は多種多様であり，常にあらゆる可能性が潜んでいることを私たちはよく知っています。すでに他の捜査から犯人に限りなく近いとわかっている人でも，人間ですから覚えていることと覚えていないことがあるでしょう。すでに自供している人であれば，すべてを話しているのかもしれませんし，そうではなくて一部は隠したままということもあるかもしれません。犯人かどうかわからない人であれば，それこそ何を知っていて何を知らないのかをしっかりと検討する必要がありますし，犯罪とは関係のない人である可能性が高いけれども，それがどれほど確からしいのかを確認しておかなければならないケースさえ存在します。あらゆる人，あらゆる事件事故を対象に検査をするのがポリグラフ検査であるということを，まず把握してもらいたいと思います。

① あらゆる可能性を探る

　ポリグラフ検査は，さまざまな事柄に対する認識の有無を確認する検査であることは先に述べた通りですが，それらの質問を適切に組み合わせて「犯罪におけるあらゆる可能性を探る」ことが，実は最も重要な役割です。検査対象となる人が犯罪に関わる記憶を持っているのかいないのか，持っているのであれば何をどう認識しているのか，それをデータ化して示していくということです。

　とある民家で指輪が盗まれた事案を考えてみます。盗まれたのは女性物のルビーの指輪で，現場には女性物の小さな靴跡が残されていました。しばらくすると，近くのリサイクルショップでその指輪を売りに来た人物Aがいることがわかりました。Aさんに指輪をどうしたのか尋ねると，付近の路上で拾ったと主張しています。さてAさんは，どんな犯罪に関わった可能性があると思いますか？

　実は落とし物を拾って警察に届けずに売ろうとしたAさんの行為は，す

でに「遺失物横領」という犯罪です。犯罪にあたるような話をわざわざしているのだからAさんは本当のことを言っているのではないかと思う人もいるかもしれませんが，本当にそうでしょうか。Aさんが実は民家から指輪を盗んだのではないかと考えた人，もちろんその可能性もあるでしょう。そうなると「窃盗」という犯罪にあたります。でも実はAさんは男性です。現場に残された小さな靴跡をどう考えたらよいでしょうか。共犯者に女性がいたのかもしれませんし，Aさんが足の小さな男性の可能性も捨てきれません。窃盗に関わっていなければ問題がないかというと，そうでもありません。盗まれた指輪だとわかっていてそれを誰かから買ったりもらったりしたのであれば，「盗品等譲受」という犯罪が成り立ちます。その他の可能性も含め，多くの可能性が歴とした犯罪である以上，警察はしっかりと，そして間違いのない捜査をしなければなりません。

　Aさんの供述が変わらず，新たな捜査情報を得ることも難しいのであれば，特定の可能性を選ぶことも外すこともできません。そこで，ポリグラフ検査の出番です。検査では，例えば「指輪の入手方法」について，こんな形で尋ねることができます。

▶ Q. 指輪をどうやって入手しましたか？
1. 盗まれた物だとわかった上で，人からもらいましたか？
2. 盗まれた物だとわかった上で，人から買いましたか？
3. 盗まれた物だとわかった上で，人から処分を頼まれましたか？
4. 1人で考えて，どこかから盗みましたか？
5. 誰かと協力して，どこかから盗みましたか？
6. 今聞いている以外の形で，指輪を手に入れましたか？

　このように，先ほどお話ししたさまざまな可能性を直接尋ねることで，Aさんの主張が正しいのか，それとも尋ねた質問項目の中に当てはまるものがあるのか，あるならばどの項目なのかを，一つひとつ見極めていきます。他にも，実際の犯罪現場の状況，例えば「犯人が民家に侵入した方法」や「侵入箇所」，「指輪が盗まれた場所」等を知っているかどうかを確認することで，「窃盗」への関与の可能性を探ることができますし，他の誰かが関与した可能性についても，「共犯者の人数」や「共犯者との関係性」を尋ねることで，その有無を推定することができるわけです。

　実は，男性であるAさんは，出がけに慌てて奥さんのスニーカーを履いてしまい，窮屈に思いながらもそのまま犯行に及んだうっかり者でした。ポリグラフ検査で得られたデータは，後に得られたAさんの自供を裏づけ，あらゆる可能性の中から1つの可能性を見つけ出す大きな手がかりとなったのです。

② 未知の情報を探り出す

　ポリグラフ検査は捜査上「未知の情報を探り出す」役割も担います。現金輸送車が狙われた強盗事件が発生し犯人が逮捕されたけれども，肝心の現金や使用された凶器が見つからないケースを考えてみましょう。犯人として逮捕されたBさんは，「確かに現金輸送車を襲って現金を盗んだけれど，途中で怖くなって現金をすべて燃やしてしまった」と主張し，さらに凶器についても，「共犯者が持っていたので私にはわからない」と話しています。それが真実かどうかを確認することはとても大切なことですが，実はその確認はその人の記憶を覗かない限りなかなか難しいものです。そんなときにも，ポリグラフ検査が活躍することになります。

　検査では，「現金の処分方法」として，実はどこかに捨てたのか，埋めたのか，隠したのか，はたまた誰かに渡したのか等，さまざまな可能性を尋ねることができますし，その場所についても尋ねることができます。凶器についても同様に尋ねていくことで，Bさんの行動をその記憶から推定し，現金や凶器の発見につなげることができるのです。

　燃やしたと主張していたBさんは，実は自宅の屋根裏に現金を隠していました。凶器も自宅付近の側溝で発見され，更なる証拠となり得たわけです。捜査上まだ判明していない，犯人でしかわからない事柄を探索的に探り出していく，これもポリグラフ検査の醍醐味だといえるでしょう。

③ 大勢の中から対象を絞る

　あらゆる人を対象に検査を実施するとお伝えしましたが，3つ目には皆さんが検査を受けることになるかもしれないというお話をしておきます。例えば皆さんの学校や職場で犯罪が起きてしまったとします。早く犯人が捕まってほしいけれど，友だちや同僚を疑うこともしたくないし，もちろん自分が疑われるのも困る，そんな状況です。内部の人にしか犯行は不可能だけれども，内部の人であれば犯行に関与できる可能性が等しく存在してしまう場合，迅速な解決のために，内部の皆さんに協力を仰ぎ，検査を実施することがあります。

　「大勢の中から対象を絞る」ということになれば，当然大部分の人がその犯罪とは関係がないということになります。検査を受けること自体，自分が疑われているのだと考える方が多いですが，決してそうではありません。10人の従業員がいる職場で脅迫文が送られる事案が発生したとしましょう。状況からどうも単独犯が疑われますが，職場の人でしか知り得ない情報が脅迫文に含まれていることから，従業員の誰かが関わっている可能性が高いと考えられます。被害者1人を除く9人の従業員に対し検査が行われ，それぞれ「犯人が脅迫文を作った場所」や「犯人が脅迫文を作った方法」「投函場所」や「脅迫の文言」等が尋ねられました。

検査後，唯一具体的な内容に認識があると推定されたCさんは，その後の捜査でネットカフェを利用し，脅迫文の投函された地域に何度も出向いていることがわかりました。迅速に捜査対象を絞りこむことで早期の解決につながりましたが，そこには犯罪と無関係であった8人の従業員の皆さんの協力が不可欠であったというわけです。

④ 冤罪を防止する
　ポリグラフ検査は「犯人を犯人として立証する」ための検査だと思われがちですが，実は「無実の人を無実の人として守る」つまり「冤罪を防ぐ」ための検査でもあります。
　あるとき女性が深夜に路上で胸を触られる事案が発生しました。付近をうろついていた男性Dは，被害者が報告する服装とよく似た服を着ており，挙動不審であったことから捜査員から職務質問を受けることになりました。捜査員はDさんが明らかに何か隠している様子を感じており，被害者も犯人にそっくりだと話をしています。それでもDさんは「私は散歩していただけで，女性に対して何かした覚えはない」と主張していました。Dさんに対しポリグラフ検査を実施し，「女性が触られた部位」や「触られ方」「犯人が女性に声をかけた場所」等を尋ねます。触った人であれば覚えているはずの事柄を含むさまざまな可能性を聞いていくわけですが，Dさんにはいずれの質問にも異なる反応が得られませんでした。明らかに怪しい態度であっても，もし犯人であれば何も認識していないとはなかなか考えられません。
　捜査員は他に犯人がいる可能性を重視し，結果的に同時間帯における付近の捜索を強化しました。すると，Dさんによく似たまったく別人であるEさんが，女性の後をつけている現場に遭遇したのです。Eさんに話を聞いた結果，Eさんは先の犯行も認めることとなりました。Dさんは確かに，関係のない無実の人であったわけです。Dさんは，声をかけられたときに家出を企てていた若者で，家出がばれることを恐れて動揺していただけであることも後からわかりました。Dさんに対するポリグラフ検査は，Dさんに対する不適切な捜査の継続を防ぐとともに，誤認逮捕，冤罪を防ぐための検査として，重要な意味を持ちます。捜査が誤った方向に進まぬよう，その砦としての役割を持ちながら，捜査がまっすぐに真犯人に向かっていけるよう，その道筋をサポートする役割も持っているといえるのです。

● 実務の仕事
　皆さんがご存知の通り，事件も事故も毎日どこかで発生し，毎日多くの捜査員が捜査を続けています。誰もが真実を話す世界なら犯罪は次つぎに解決していくのでしょうが，複雑化，多様化している昨今の情勢では，な

かなかそうもいきません。捜査が混迷を極めるケースも多く，ポリグラフ検査の出番はますます広がっているといえます。

そのような状況の中で，私は毎日のように県内の警察署等へ赴き，ポリグラフ検査を実施しています。検査の依頼は数日から1週間前くらいにもらうことが多いですが，緊急で検査依頼が来ることもあります。依頼を受けたら，まずはその事案の概要を把握し，何のためにその事案に対してポリグラフ検査が必要なのか，その目的を捜査員と共有します。ポリグラフ検査の要は「適切な質問を作ること」にありますから，何を尋ねればその目的に応じた「記憶」や「認識」を探ることができるのかを，非常に細かな神経を使いながら考えることになります。同じ事件は一つとしてありませんから，一つひとつの事件や事故とじっくり向きあい，できうる限り多くの捜査情報を把握する必要があります。捜査資料の閲覧はもとより，捜査員との打ち合わせは綿密に行い，時には現場に赴きながら，すでに判明している事実が何なのか，それをもとにどのような可能性が存在するのかについて思考を巡らせるわけです。

検査当日も，捜査員との打ち合わせから準備が始まります。その後機械の準備をし，検査室の環境を適切に整えたなら，実際に検査対象者と対面です。対象は，無実の人から万引き犯，性犯罪者から殺人犯まで，実にさまざまです。ポリグラフ検査のもう1つ重要な点は「質問をよく理解してもらうこと」ですから，検査対象者とのコミュニケーションも，やはり大切になります。その人の性格や育った環境，職業等は，生理反応に直接影響があるわけではありませんが，質問の理解や物事の捉え方には影響することがあります。検査の目的や方法，質問の内容をいかに説明するか，どう理解してもらうかにも注意を払いながら，検査をしています。

1つの検査には，だいたい2，3時間という長い時間を費やします。そのため，検査対象者の体調や生理状態には常に気を配る必要があります。検査対象者の負担を少しでも減らすために，そしてよりよいデータを測定するために，適切なタイミングで休憩をとったり雑談したりすることも，大切な手続きです。

検査後，捜査員に対して簡単な報告をしたのち，必要に応じて鑑定書を作成します。データの解析や書類の作成にもまた時間がかかるわけですが，「記憶」や「認識」をデータ・書類としてしっかりと目に見える形にしておくことは，欠かせない仕事の一部です。

次から次へと検査に出かけていますから，実際に科捜研にある卓上で作業する時間は実はあまりありません。出動の合間の限られた時間で，次の検査の準備や打ち合わせ，書類作成をすることになりますし，加えて捜査員への教養や，後で述べる研究の仕事もこなしていくことになります。日々時間に追われる生活ではありますが，いずれも大切な業務であり，一つひ

とつ丁寧に向かい合っています。

● 研究の仕事

　科捜研の職員は，皆「研究員」という肩書きを持ちます。日頃実務で扱う科学技術の精度向上や新しい手法の開発に向けた研究を行うことも，業務の一部だということです。実務を遂行する中で見つかる課題点や改善点を解決すべく自ら研究する人もいますし，科捜研だけでなく，鑑識と協力したり，科学警察研究所（科警研）や大学，企業との共同研究を進めたりする人もいます。

　私個人も，実務の傍ら，ポリグラフ検査の研究に取り組んでいます。実務が中心の科捜研職員には，研究する時間があまりありませんが，それでも利用できるいくつかの研修制度や定時後の時間，休日も利用しながら，少しずつ研究を進めています。その研究内容も少しご紹介しておきます。

　検査対象者の中には，「緊張します。犯人に間違われないか不安です」と訴える人がいます。犯人であろうがなかろうが，緊張するのは至極当然のことです。緊張しているかどうかは，もちろんデータを見ればわかることですが，私たちが測定し，対象として見ているものはそのような緊張の度合いではありません。検査時に緊張しているかどうかで結果が左右されることはない，ということができるのです。一方で，人が実際に犯罪行為を実行したときの緊張の度合いは検査に関係するのでしょうか？　関係するならどのように関係するのでしょうか？　それを明らかにした研究は，実はあまりないのです。

　ポリグラフ検査が「記憶」の検査であることはお伝えしてきた通りですが，物事を記憶するときに高い緊張を伴った場合，その記憶は強く残ることがさまざまな研究から明らかになっています。犯行時の記憶の多くは，高い緊張を伴うことが予想されますから，検査でもよりよく識別できるかもしれません。それを実験的にきちんと検討しよう，というのが私の研究の始まりです。実験では，模擬の犯罪課題を実行した際に高い緊張を伴った被験者と低い緊張を伴った被験者が，検査時に提示したさまざまな凶器の刺激に対してどのような反応を示すのかを検討しました。その結果，高い緊張を伴った被験者は，自分が模擬犯罪課題で用いた凶器の画像に対し，用いていない凶器の画像より大きな反応を示すことがわかり，またその差は低い緊張を伴った被験者の反応差と比較してより大きくなっていることがわかったのです。記憶するときに緊張を伴った行為の記憶は，ポリグラフ検査でよりよく検出される，ということを実証的に示した研究です。

　ではなぜ，緊張を伴った行為の記憶はよりよく検出されるのでしょうか。そのメカニズムに迫ることは，ポリグラフ検査の検出原理を明らかにする上でとても重要なことです。ポリグラフ検査は，国内外の研究者からお墨

付きを得た確立された手法ではありますが，とはいえまだまだわからないこともあります。記憶するときの緊張がどれほどの効果を持つのか，どんな時に効果を持つのかを引き続き検討しながら，記憶と緊張の関係性やその検出プロセスを一つひとつ明らかにしていこうと思っています。

　このような実験結果を国内外に発信していくことも，研究の一環です。国内学会や国際学会に定期的に参加することで，自らの研究結果を発表するだけでなく，他の研究者が行った最新知見の収集や，分野を超えた研究者との交流も行っています。心理学の原理や方法論が直接現場で生かされるポリグラフ検査は，基礎研究としての純粋な面白さと，応用研究としての実用的価値の両面を併せ持つ魅力的な分野です。より多くの研究者に興味を持ってもらい，幅広く研究が行われるようアピールすることも，技術の発展には重要なことなのです。また，日本のポリグラフ検査は海外の手法から独自の発展を遂げており，海外の研究者や実務者からも注目されるものです。世界中の研究者や実務者と少しずつつながりながら日本の手法やその現状を発信していくことも，世界のポリグラフ検査の発展のためにとても重要だと考えています。

● 心理学と「科捜研」の仕事

　大学で学ぶ心理学がまさにベースとなって，科捜研心理科の仕事が成り立ちます。「人」を科学すること，「人」と真摯に向き合うことに心理学が大きな助けとなり，科学捜査としての大きな意味を持つことになります。捜査員に限らず，一般市民の皆さんから真に犯罪に関わった人までさまざまな人と接する仕事ですから，ポリグラフ検査の原理という根本以外にも，心理学の知見や心理学を学んだ経験は大いに生かされる仕事であると思います。

　科捜研の仕事には，常に多大な責任が伴います。一つひとつの事件・事故に真摯に向かいあい，慎重かつ適正に検査を行う必要があります。ミスのないことはもちろんですが，それ以上にしっかりと，はっきりとしたデータを示すことが求められ，日々その重圧を噛み締めながら業務にあたらねばなりません。検査は1度きりでやり直しはききませんし，状況はその都度変化するものです。さまざまな人，さまざまな状況に臨機応変に対応する力，慌てない度胸，冷静な判断力が常に必要となり，当然高い集中力も求められる仕事です。

　決して楽な仕事ではありません。それでもこの仕事を続ける理由は，その価値が十二分にあると考えるからです。ポリグラフ検査は，検査を受ける人から直接真実を探ることのできる，唯一無二の検査です。ともすれば埋もれてしまうかもしれない真実の欠片を一つひとつ集め，データとして形にすることには，大きな意義があります。適切なポリグラフ検査を実施

して捜査に貢献すること，そして事件解決に至ることは，この仕事の大きなやりがいであり，大きな喜びです。

　まだまだ世間には，ポリグラフ検査を誤解する人がたくさんいます。だからこそ少しずつ誤解を解き，正しい理解を広めていくことがとても大切です。誰もがポリグラフ検査をきちんと理解できたとき，初めてポリグラフ検査は真価を発揮するのだと思います。市民の皆さんの安心安全を守るために，そのための真実をしっかりと見極めるために，私は今日も心理学を武器に闘っています。

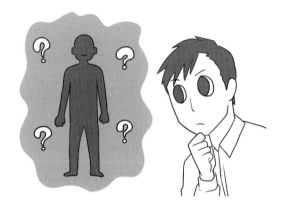

科学警察研究所（科警研）

　私は現在，科学警察研究所（以下，科警研）で働いており，記憶と自律神経系反応との関係について研究しています。その他，大学の非常勤講師として大学生に講義をしたりしています。大学で講義をしていると，私が働いている科警研はよく科学捜査研究所（以下，科捜研）と間違えられます。名前がよく似ていますし，科捜研はテレビドラマなどでも出てくるのでイメージされやすいのでしょう。科警研と科捜研はどちらも警察の研究所です。主な違いは，科捜研は各都道府県に1つずつある都道府県警察の研究所なのに対して，科警研は警察庁という国の機関の研究所なので日本で1つしかない，という点です。私の科警研での主な仕事は研究と，科捜研の職員の方に向けた研修の2つです。

　普段の仕事は研究と研修が中心ですが，公務員なので事務的な仕事もあります。科警研では科捜研職員に向けた研修に力を入れており研修期間中は1日中講義をしているので，研究は研修をやっていない日にやることになります。科捜研職員に向けた研修では，ポリグラフ検査担当者を対象にしています。研修の内容はポリグラフ検査や心理生理学の基本的な内容から，最新の研究内容，計測装置の使い方など多岐に渡ります。特に最新の情報を研修で講義するときには，事前の準備にかなり時間を割きます。一方，研究では実験をしたり，実験データの分析やその内容を論文にしたりしています。新しい研究テーマや実験計画を考えるのも，研究の重要な部分です。しかし，私の場合は椅子にじっと座って研究テーマを考える，ということはあまりありません。1人で黙って考えているよりも，研修を通して科捜研などの現場の声を聴いたり，学会で発表して他の研究者と意見交換をしたり，論文や本などを読んだりするなど，色々な情報に触れる中でアイデアを膨らませています。特に科警研には心理学以外にも生物学や化学，工学などの専門家が所属しているので，そのような他分野の研究の話が自分の研究に活かされることもあります。日々の生活で触れるすべての情報が新しい研究のヒントになるので，常にアンテナを張り研究テーマを探しているような状態です。実際に今やっている実験のいくつかは，通勤途中に歩いているときや家で料理をしているときに思いついたアイデアがもとになっています。

　仕事をしていて1番楽しいのは，新しい研究テーマや実験計画を考えることです。これからどんなことを明らかにしようか，今はまだない新しい技術を開発しよう！などと考えているときは，本当に楽しいです。ですが，自分で考えた研究テーマを実行可能で具体的な実験として組み立てるとき

は，本当にたいへんです。研究所にある装置の性能や自由に使える部屋の確保，実験にあてられる時間の調整などさまざまな制約がある中でよい実験計画を考えるのは骨が折れます。また，仕事のスケジュールの関係で実験をするときにはまとめて数十人のデータをとるため，分析も1度に大量のデータと向かい合わなければなりません。自律神経系反応のデータは画面上での細かい作業が多いので気が滅入ってしまうこともあります。他にも非常勤講師として大学で教えるときには，心理学以外の学部で講義を依頼されることもあり，そもそも心理学についてよく知らない人にわかりやすく伝えるにはどうすればよいのか，工夫が求められます。ですが，このような苦労も乗り越えることができたときはこの上ない幸せを感じます。例えば，自分の研究テーマに即したよい実験計画を作れたとき，実験データの計測作業を終えて分析してみたら仮説通りのグラフが描かれたときなどは，頑張ってよかったと心から思います。大学の非常勤講師として実際に法学部で講義をし，心理学について「心理テスト」のイメージしかないような学生に向けて心理学の話をしたときには，実際に自分で自分についてのパーソナリティー尺度に回答してもらい自分で集計するという授業を行いました。自分の性格という非常に身近な現象を質問紙を用いて数値で表してみるという経験をすることで，学生に心理学を身近な学問として捉えてもらえるように工夫しています。講義の後，講義を受けた学生から「面白かった」「心理学にもっと興味を持った」と言われたときは，非常に嬉しくやりがいも感じました。日々の研究の中ではたいへんなこともたくさんありますが，その先に楽しいことや嬉しいことが待っていることを知ってしまった今，この仕事を辞められそうにありません。

　このように私の研究生活はたいへんな過程もありますが，結果的には楽しいことが待っているので，気楽なものだろうと思われるかもしれません。ですが，私は仕事をする上で，「自分の研究は誰のための研究なのか」「自分の研究成果を誰に届けたいのか」ということを，常に意識するように心がけています。研究者というと「自分の好きなことを興味のおもむくままにやる」というイメージがあるかもしれません。面白そうだから研究してみる，というのは研究をする上での高いモチベーションになるでしょう。ですが，私のいる科警研では「面白そうだから」だけでは不十分です。科警研の研究は研究成果を還元する相手も研究の目的も明白です。私は，自分の行う研究は安全な社会作りに貢献するものにしたい，科捜研などの警察の人が活用できるような技術を開発したい，という意識を常に持って日々の研究に取り組んでいます。

　はじめに私の今の研究テーマが記憶と自律神経系反応との関係についてだとお伝えしました。私は就職前に大学・大学院でも心理学を専攻していましたが，そこでの研究テーマは攻撃行動の抑制に関するものでした。大学・

大学院では質問紙や反応時間をとる実験ばかりしていたため，自律神経系反応を計測したことは1度もありませんでした。つまり，認知心理学や社会心理学といった分野から心理生理学へと就職前後で研究テーマがまったく違います。就職するにあたり分野の異なる領域へ飛び込むことに不安がありましたが，その不安は就職後すぐに解消されました。それは，分野は違っても研究をする上での考え方は，大学・大学院で学んだことが役立ったからです。大学・大学院では論文の書き方，研究発表のコツ，実験心理学の基礎，つまり実験の組み立て方や分析方法についての考え方などの技術を習得していました。これは，攻撃行動，記憶，自律神経系反応といった研究で扱う内容によらず，すべての研究に共通して用いる技術です。この技術を大学・大学院でしっかりと学んでいたため，研究への取り組みについての不安はすぐになくなりました。もちろん，新しい研究分野に飛び込んだときには知識がまったくなく，困ったこともありました。ですが，知らないことは勉強すれば補うことができます。研究分野を拡張するということは今後もあると思うので，新しい分野に挑戦するという経験を早くにできたことは私にとって非常によかったと思います。

　私は大学から心理学を学び，今は心理学の研究者として働いています。このようなキャリアパスは心理学を活かして仕事をしている最たる例でしょう。ですが，私は心理学が心理学者だけのものではないと思っています。心理学は人の心についての学問ですから，誰にとっても身近な事柄を研究テーマとして扱っています。心理学の研究成果はポリグラフ検査だけでなく，取り調べや犯罪予防などの分野で警察での仕事に活用されていることから，法学部でも心理学の講義を開講する大学もあります。このように心理学は開かれた学問であり，誰もがその研究成果を活用できる学問だといえるでしょう。読者の皆さんも，大学の講義や書店で心理学を扱ったものを見かけたら，ぜひ積極的に手に取ってみてください。身近な現象について考えるヒントを心理学が教えてくれることでしょう。

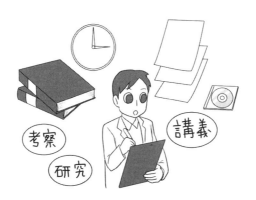

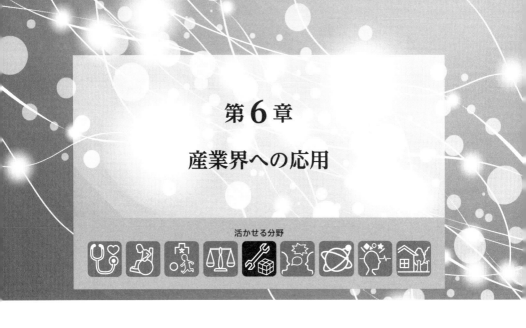

第6章
産業界への応用

1節　生理心理学と産業界の関わり

　グローバル化が進んだ現代の産業界において，製品やサービスの開発は国際的な競争にさらされています。このため，単に機能性や利便性のみを追求する商品開発ではなく，ユーザ特性や状態に適合した商品の創出が強く求められています。かつての商品開発現場では，主に熟練開発者の感性によって，製品のコンセプト作りや評価が行われてきました。しかし，生活スタイルの多様化やユーザ層の高齢化などによって，少数の熟練開発者の主観による画一的な製品やサービスでは十分な競争力を維持できない時代になっています。そこで，ユーザ特性や状態を客観的に評価し，それに基づいた製品やサービスを開発することが求められています。

　ユーザ特性や状態を評価する場面では，質問紙法による主観評価がよく使われています。例えば，何かの作業を行っている場面で，その作業に対する精神的負荷（mental workload）を評価する場合，NASA-TLX（NASA task load index; Hart & Staveland, 1988）などの質問紙法が標準的に使われています。NASA-TLXでは精神的負荷を，精神的要求（mental demand），身体的要求（physical demand），時間的圧迫感（time pressure），作業達成度（performance），努力（effort），および不満（frustration level）の

6つに分類しており，各々についての主観的な評定値を求めます。このような質問紙法によるユーザ特性や状態の評価は，過去に膨大なデータの蓄積があり，有効な指標の1つであることは間違いありません。しかしその一方で，質問紙法にはいくつかの問題があります。まず，質問紙は作業を行いながら回答することができないため，作業終了後に作業中の状態を思い出しながら答えることになります。このため，被験者は真摯に回答しているつもりでも，記憶の忘却や変容によって回答が歪められている可能性があります。また，我々の認知情報処理には無意識レベルで遂行されるプロセスが多く含まれていますが，質問紙法による評価は被験者の意識に表出したプロセスしか反映されません。さらに，被験者の状態の時系列的な変化を確認するには，何度も同じ質問に回答してもらう必要があります。繰り返し実施される質問紙は煩わしさを感じさせるだけでなく，質問紙への回答が本来の作業の妨害になる可能性もあり，高い頻度での実施は現実的に困難です。本章で紹介する生理心理学的な手法はこれらの問題を解決する上で極めて有効であると考えられています。

　生理心理学的な手法では，被験者の身体の一部に装着した電極などから生体信号をとり出すことで，被験者の特性や状態を評価します。このため，電極などの装着は被験者の負担になりますが，質問紙法とは異なり，実施している作業を妨害することなく，潜在的なプロセスも含めて，状態の時系列的な変化を捉えることができるというメリットがあります。また，生体信号には被験者が随意的に変化させることが困難な指標が多くあり，客観性を担保しやすいというメリットもあります。これらのメリットから，自動車，家電，食品，繊維，建築など，さまざまな産業分野の商品開発において生理心理学的な手法が利用されています。

　商品の開発のプロセスは業種によって異なりますが，一般的に，コンセプト作成，設計，試作，商品評価といった段階で行われています。生理心理学と商品開発との結びつきにおいては，コンセプト作成および商品評価の段階で関与することが多いと思われます。例えば，コンセプト作成の段階ではユーザの潜在的なニーズ調査が重要となります。近年，ニューロエコノミクス（neuroeconomics）やニューロマーケティング（neuromarketing）といわれる研究分野が盛んになって

きており，ユーザの潜在的な需要を生理心理学的な手法を用いて探索し，コンセプト作成に活かす研究が進んでいます。また，商品評価の段階では，試作された商品がユーザの特性や状態に適合しているか，安全上の問題はないかなどを確認する必要があります。試作された商品を使用している際のユーザ状態を生理心理学的な手法を用いて明らかにすることは，商品の改良やコンセプトの修正に有用な情報を提供することになります。このような研究分野はニューロエルゴノミックス（neuroergonomics）とも呼ばれています。ニューロエルゴノミックスの先駆的研究者であるパラスラマン（Parasuraman, 2003）は，我々の認知は外環境と相互作用によって成立しているため，統制された実験室内でのデータの積み重ねだけではなく，実作業場面において生理学的な評価を行う必要があると述べています。生理心理学が産業界と関わっていく上でも，実作業場面での計測と評価が極めて重要です。そこで，本章では実作業場面での計測を中心に生理心理学的研究を紹介します。

2節　産業応用場面でよく用いられる生理指標

1. 産業応用場面における生理心理学的研究

　産業応用を目指す研究では，前述のように，実作業場面でデータの計測を行うことが重要です。実作業場面では，実験室内での統制された実験では考える必要のない環境要因がノイズとなって影響します。例えば，精神的な緊張によって「手に汗をにぎる」状態の評価を考えてみましょう。実験室内での実験では，室温を一定にすることで温度の変化に伴う発汗を抑制することができます。しかし実作業場面では，作業に伴って日陰から日の当たる場所に移動すると，精神的な緊張感に変化がなくても発汗が促進されます。また，作業に伴う身体の動きも生理心理学的な指標に大きな影響を与えます。例えば，腕にカフを装着して血圧を計測する場合，作業に伴って腕が上下方向に動くと計測された血圧値は大きく変化します。

　以上のように，実作業場面でのデータ計測では，計測の目的となる心理的な状態のみならず，作業内容に伴う外的変動要因を加味して指標を選択する必要があります。さらに，実験中の作業環境や作業状態

をビデオなどで記録しておき，各指標の変化が観察したい心理的状態の変化を反映しているのか，それ以外の要因によって変化しているのかを見極める作業が重要になります。このため，各指標に関する知識と経験を積み重ねることが重要になります。以下では，実作業場面で使われる代表的な生理心理学的指標を中枢神経系（central nervous system）と末梢神経系（peripheral nervous system）に分けて紹介します。

2．中枢神経系（脳活動）の指標

(1) 脳波の基礎律動

　我々の高次な認知活動は大脳皮質（cerebral cortex）における中枢神経系の働きによって実現されています。中枢神経系の活動を非侵襲的に計測する方法は複数ありますが，実作業場面で最も利用されている指標が脳波（脳電図，electroencephalogram: EEG）です（図6-1参照）。脳波とは頭皮上に装着した2つの電極の電位差を増幅して時系列的にプロットしたもので，主に大脳のシナプス後電位（postsynaptic potential）を反映していると考えられています。脳波として観察される電位は我々が生きているかぎり常に変動しており，このような電位変動は脳波の基礎律動（basic rhythm）と呼ばれています。

　基礎律動はさまざまな周波数が複合した状態で観察されますが，周波数は被計測者の覚醒状態と深く関係しています。脳波の周波数帯域

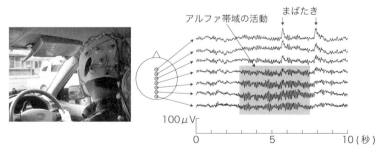

▲図6-1　自動車運転課題における脳波計測の実験風景（左）と，アルファ帯域の活動例（右）

は低い方から順番に，デルタ帯域（0.5-4 Hz），シータ帯域（4-8 Hz），アルファ帯域（8-13 Hz），ベータ帯域（13-30 Hz），およびガンマ帯域（>30 Hz）と呼ばれています。我々が十分に覚醒した状態で作業を行っている場合，ベータ帯域およびガンマ帯域での活動が顕著になります。一方，覚醒度が低下した状態ではシータ帯域やアルファ帯域での活動が顕著になり，居眠り状態になるとデルタ帯域での活動がみられるようになります。実作業場面での計測の例としては，自動車の長時間運転に伴って覚醒度が低下すると，シータ帯域やアルファ帯域の振幅が増大することが報告されています（Lal & Craig, 2001）。このように脳波の周波数分析は，特定の商品の使用環境下でユーザがどのくらいの覚醒度を維持しているのか（あるいは覚醒度を低下できているのか）の有効な指標になります。なお，アルファ帯域の脳波の出現がリラックス状態であると解釈される場合もありますが，覚醒度の低下が必ずしも心理的な状態である「リラックス」と対応している訳ではなく，脳波のアルファ帯域の強度とリラックス感との間に決定的な関係は存在しませんので，解釈には注意が必要です。

　脳波の基礎律動は覚醒度との関係以外にも，いくつかの心理的・認知的状態と関係があるといわれています。例えば，連続した作業に注意を集中させて取り組んでいる状況では，前頭部の正中線付近に顕著なシータ帯域の基礎律動が観察される場合があります。このシータ帯域の活動はfmシータ律動（frontal midline theta rhythm; Ishihara & Yoshii, 1972）と呼ばれています。また，被計測者の環境に対する感情状態によって，左前頭部と右前頭部のアルファ帯域の活動に非対称性がみられるという報告もあります（Davidson, 2004）。これらの指標を用いることで，作業者の心理的・認知的状態について覚醒度以上の情報を基礎律動から得ることができます。

　我々の動作を脳波から予測することも可能です。我々が体を動かすとき，脳からの信号を受けて筋肉が収縮します。筋肉を動かすための指令は運動野（motor area）から発信されており，脳波では頭頂部のアルファ帯域の減衰として観察することができます。運動の指令に関連した頭頂部のアルファ帯域の活動はミュー律動と呼ばれており，ミュー律動の変化は実際の行動として表れない場合（例えば手を動かすイメージをしただけで，実際には動かしていない場合）にでも観察

できます (Pfurtscheller et al., 2006)。このような特性を活かして，近年は脳波から作業者の意図を読み取って機器を制御するブレイン－マシンインタフェイス（brain-machine interface: BMI）の研究が進められています。これまでに紹介してきたユーザの心理的な状態の評価のみならず，生理心理学的手法を直接的に商品に組み込むことも将来的には増えてくるでしょう。

（2）事象関連電位
①実作業場面における事象関連電位の計測

我々が日常行っている認知情報処理は大脳皮質の働きによって実現されており，これに伴う電気的な活動の一部は頭皮上から記録した脳波にも反映されます。しかし，脳波の基礎律動が数十μVで変動しているのに対して，特定の認知情報処理で生じる電位変動は数μV程度であり，そのままでは観察できません。そこで特定の認知情報処理が生じると仮定されるイベントを被計測者に繰り返し経験してもらい，イベントの前後の脳波を平均化します。脳波の基礎律動はイベントとは無関係に変動していると想定されるため，平均することで平滑化されます。一方で，特定のイベントに関連した脳波成分は平均しても変わらないと考えられ，認知情報処理に関連する脳波成分を基礎律動から分離できます。このような手続きで得られた脳波を事象関連電位（event-related potential: ERP）と呼びます。

実験室で行われている生理心理学実験の場合，視覚刺激や聴覚刺激が提示された瞬間やボタン押し反応が行われた瞬間など，イベントが発生したタイミングを基準時点として脳波を平均化し，事象関連電位を観察します。事象関連電位の成分の多くは数百ミリ秒間で収束するため，イベントが発生したタイミングの特定を極めて正確に行う必要があります。しかし，実作業場面ではイベントが発生したタイミングを正確に特定することが困難な場合が多いです。また，一連の作業の中で特定の認知情報処理が生じると仮定されるイベントが頻繁に発生するとは限りません。このため，実作業場面での事象関連電位の計測には実験室で行われる実験とは違った工夫が必要になります。以下では，実作業場面で使いやすい事象関連電位を指標とした評価方法を2つ紹介します。

②眼球停留関連電位

　我々が日常的な作業を行っているとき，1秒間に1-2回の割合で眼を動かしながら周辺にある情報を取り込んでいます。例えば，自動車運転中のドライバーが視線を前方からミラーに動かした場合，ミラーの場所に眼が止まった瞬間は後方の視覚情報を取り込み始めたタイミングであると考えられます。眼の動きが止まった時点の脳波を取り出して，数十回分の脳波を平均化すると事象関連電位を観察することができます（八木，2002）。この事象関連電位は眼球停留関連電位（eye-fixation-related potential: EFRP）と呼ばれており，眼の動きが止まった時点から70-100ミリ秒後に頂点を持つ陽性成分(P1成分)が後頭部で観察されます。このP1成分は視覚情報への注意状態に応じて変化すると考えられています（Yagi, 1981）。

　眼球停留関連電位のP1成分が視覚的な情報処理に関わる注意状態を反映することを利用して，さまざまな作業において集中度や精神的負荷を評価する研究が行われています。例えば，自動車産業では，運転中のドライバーの眼球停留関連電位を計測することで，車載機器で提示される情報の種類によって運転の注意状態がどのように変化するかを調べた研究（Takeda et al., 2012）や走行環境の違いがドライバーの精神的負荷にどのような影響を与えるのかを調べた研究（Wieberg et al., 2015）などが報告されています。また，コンピュータ画面上で行う校正作業中の眼球停留関連電位を評価し，集中度の低下と見落としの生起頻度の関係を調べた研究なども行われています（Takeda et al., 2001）。さらに最近では，眼球停留関連電位を指標として，環境に対する被計測者の興味度を評価する研究も行われています。武田ら（Takeda et al., 2014）はシミュレータを用いてショッピングモールを再現し，被験者がモール内でウィンドウショッピングを行う実験を報告しています（図6-2参照）。実験の結果，被験者が興味を持てるショッピングモールの環境では眼球停留関連電位のP1成分の振幅が増大することが示されています。このように，眼球停留関連電位は，精神的負荷や集中度の低下など，実作業における負の側面だけでなく，より楽しい環境作りのための指標としても有効である可能性が示されています。

　なお，眼球停留関連電位の振幅は，被計測者の注意状態のみならず，

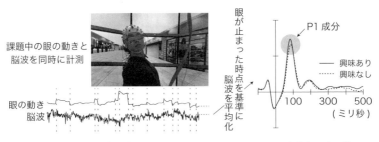

▲図 6-2　ショッピングモールシミュレータ実験における眼球停留関連電位

視覚対象の明るさやコントラストなど，物理的特性にも影響されます。また，視線の移動距離なども眼球停留関連電位の振幅に影響を与えます。このため，眼球停留関連電位の利用にあたっては，比較したい条件間で物理特性や視線の移動距離などが概ね一定になるようにデータを選択する必要があります。

③課題非関連プローブ法

　眼球停留関連電位とならんで，実作業場面で使いやすい事象関連電位の計測方法に課題非関連プローブ（task-irrelevant probe）法があります。課題非関連プローブ法は資源モデル（resource model; Kahneman, 1973）を理論的背景にしていますので，まず資源モデルを説明します。資源モデルでは，認知情報処理に使うことができる「資源」があり，その資源を投入することで課題の遂行が可能になると仮定しています。我々がもっている資源の容量は覚醒度などによって決定されており，作業に配分できる量には限界があります。このモデルは 2 重課題の事態での作業成績をうまく説明できます。例えば，課題 A と課題 B を同時に行うことを被験者に求めたとします。課題 A が難しい条件と易しい条件を比べた場合，難しい条件では課題 A に投入される資源の量が増加するため，課題 B に投入可能な資源の量が減少します。このため，課題 A が難しい条件では易しい条件と比べて課題 B の成績が低下します。課題非関連プローブ法では，課題 B の代わりに聴覚や触覚の刺激（プローブ）を提示して，そのプローブに対する事象関連電位を計測します。この方法は，作業者がどの程度の資源を作業に投入しているか（どれくらい頑張って作業を行って

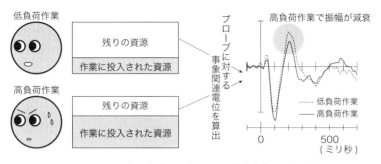

▲図6-3　課題非関連プローブを用いた作業負荷の評価方法

いるか）を評価するのに有効であると考えられています。つまり，作業（上記の課題Aに相当）への資源の投入量が増加するとプローブに対して投入可能な資源量が減少し，事象関連電位の振幅が減衰すると予測されます（図6-3参照）。なお，被計測者にはプローブを無視するように指示することから，「課題非関連」と呼ばれています。

課題非関連プローブ法を使った初期の研究としては，航空管制課題の精神的負荷を評価した結果が報告されています（Kramer et al., 1995）。この研究では，提示される航空機の密度などによって作業の難しさを操作するとともに，作業中に聴覚プローブを与えました。その結果，作業の難度が上昇すると聴覚プローブに対する事象関連電位の振幅が減衰することが示されました。同様の結果は，ビデオゲーム課題（Allison & Polich, 2008）などでも確認されています。また，映像を見ているときに興味をもったシーンには多くの資源を投入すると考えられますが，このような映像に対する興味度の変化も課題非関連プローブ法によって評価できるという報告もあります（Takeda & Kimura, 2014）。

なお，課題非関連プローブ法は被計測者の資源の総量が比較したい条件間で一定であるということを前提としています。すなわち，作業に投入した資源の量が同じであっても，資源の総量が減少すると事象関連電位の振幅が減衰すると予想されます。資源の総量は覚醒度などで変化すると考えられており，課題非関連プローブ法の適用にあたっては，覚醒度が概ね一定であることが条件になります。

（3）脳波以外の脳機能計測
①近赤外線分光法
　近年の技術進歩に伴って，脳波以外の非侵襲的脳機能計測手法も利用されるようになってきています。実作業場面での計測においては，脳波計測のように，被計測者の動作をあまり拘束しないことが重要です。被計測者がある程度自由に行動できる脳機能計測法に近赤外線分光法（near-infrared spectroscopy: NIRS）があります（図6-4［左］参照）。近赤外線分光法では，脳内の神経細胞が活動するとその近傍の血流量が増加するという現象を利用して，脳内のどこが活動していたのかを推定します。この計測装置では，頭皮上から近赤外線光を照射して，大脳皮質の表面付近で反射してきた光を検出します。酸素化ヘモグロビンと脱酸素化ヘモグロビンは赤外線光の吸収スペクトル特性が異なるため，反射してきた光の周波数を分析すると血中ヘモグロビン濃度の変化が推定できます。

　実作業場面に近い状況での利用としては，例えば，航空管制課題の精神的負荷を評価した研究が報告されています（Ayaz et al., 2012）。この研究では，飛行している航空機の数によって作業の難しさを操作し，精神的負荷の増大に伴って前頭部の酸素化ヘモグロビン濃度が上昇することを明らかにしています。脳波と比べると研究の歴史が浅く，十分な研究成果の積み重ねがあるとはいえません。また，反射光を計測しているという原理上，頭蓋に近い大脳皮質表層部でのヘモグロビン濃度変化しか捉えることができません。しかし，脳波と同様に実作業場面での利用が可能であるというメリットから，今後の研究の進展が期待される計測手法です。

②機能的磁気共鳴画像法
　機能的磁気共鳴画像法（functional magnetic resonance imaging: fMRI）は生理心理学の分野でよく使われている脳機能計測法の1つで，近赤外線分光法と同様に，脳内のヘモグロビン濃度を計測することで活動している脳部位を推定する方法です（図6-4［右］参照）。近赤外線分光法と比べて，頭蓋から遠い脳部位の活動も観察することが可能であり，計測の精度も高い方法です。しかし，被計測者はベッドまたはイスに固定された状態で頭部にコイルを装着する必要があることから，実作業場面での計測は困難です。産業場面での応用を直接

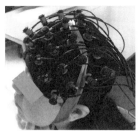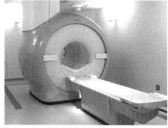

▲図6-4　近赤外線分光法のプローブ装着例（左）と，磁気共鳴画像の撮像装置（右）

的な目的とした研究はあまり多くありませんが，その基礎となる人間特性の研究ではよく利用されています。例えば，簡易な自動車の運転課題をコンピュータ上で再現して，運転中にどのような脳部位が活動するのかを調べた研究などがあります（Calhoun et al., 2002）。このような研究は，特定の作業にどのような認知機能が関わっているのかを明らかにし，商品を改良するための知的基盤として重要な役割を果たしています。

3. 末梢神経系

(1) 自律神経系

　我々の心理的な状態変化は脳だけでなく，身体にも影響します。例えば「緊張で胸がドキドキしてきた」など心理的な変化は心拍数によって計測することができます。心拍数や血圧などの制御を行っているシステムは自律神経系（autonomic nervous system）と呼ばれています。脳から身体の各部位に送られる自律神経系には交感神経系（sympathetic nervous system）と副交感神経系（parasympathetic nervous system）があります。一部の例外を除けば，交感神経系の活動は精神的な興奮を，副交感神経系の活動は精神的な安定を反映しており（Hugdahl, 1996），自律神経系に関連した応答は緊張などの心理的状態を評価する指標として実作業場面でもよく使われています。交感神経系の活動が活発になると，心拍数の増加，血管の収縮，血圧の上昇，瞳孔の拡大などが主な反応としてみられます。一方，副交感神経系の活動が活発になると，心拍数の減少，血管の拡張，血圧の低

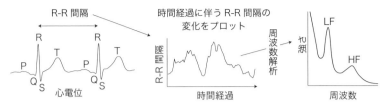

▲図 6-5　心電位の例および心拍変動の解析方法

下，瞳孔の収縮などが主な反応としてみられます。

　心臓を挟むように装着された2つの電極の電位差を増幅して時系列的にプロットしたものは心電図（electrocardiogram: ECG）と呼ばれており，心拍数の評価によく利用されています。典型的な心電図では5つの波が繰り返し出現し，前から順にP波，Q波，R波，S波，T波と呼ばれています（図6-5参照）。心拍数は1分間当たりの拍動数で表すのが一般的ですが，ある拍動のR波のピークと次の拍動のR波のピークの時間間隔（R-R間隔）で表現されることもあります（心拍数とは逆数の関係になります）。なお，心拍数の評価は，厳密には心電図を用いるべきですが，脈波（pulse wave）で代用されることもあります。

　応用的な研究では，心拍変動（heart rate variability）を交感神経系と副交感神経系の活動量の評価指標として利用することがあります。心拍変動の解析では，R-R間隔を縦軸に時間経過を横軸に並べた波形を作成し，その周波数分析を行います。この周波数分析において，高周波数（0.15-0.4 Hz）のパワー値（HF）は休憩状態で大きく，精神的負荷によって減少することから副交感神経系の働きを反映していると考えられています（Malik et al., 1996）。また，低周波数（0.04-0.15 Hz）のパワー値（LF）は交感神経系の活動によって上昇する傾向があることから，LF/HFの比率を交感神経系と副交感神経系の活動のバランスとみなすこともあります。

　循環器系の指標以外にも，交感神経系の活動を反映する代表的な指標がいくつかあります。例えば，心理的な緊張によって交感神経系が活動すると，掌や足の裏において精神性の発汗が生じます。このような発汗は，掌や足の裏に装着した電極から皮膚電気活動(electrodermal activity）として計測することができます。また，交感神経系と副交感神経系の活動のバランスによって瞳孔径が変化することが知られています。このため，カメラで眼の拡大画像を撮影し，瞳孔径を評価することもあります。自律神経系の活動を反映する末梢系の反応の計測は中枢系の活動よりも計測が容易であり，自動車産業や家電産業をはじめとするさまざまな企業での商品の開発や評価に利用されています。しかし，これらの末梢系の反応は自律神経系の活動以外の影響も受けやすく，計測されたデータが必ずしも精神的な興奮－安定の関係性を示しているとは限りません。このため，複数の指標を同時に計測して，被計測者の状態を総合的に理解することが求められます。

(2) 眼球運動・瞬目

我々の眼は，その構造上，網膜の中心部分にあたる中心窩（fovea）近傍でしか十分な視力が得られません。このため，我々が周囲の視覚情報を取得するには頻繁に眼を動かす必要があります。この眼の動きを眼球運動（eye movement）と呼びます。眼球運動と視線の停留位置を計測することで，被計測者がどの順番でどの視覚情報を処理したのかを推測することができます。このようなデータは，消費者が興味を持つ情報の推察や機器のユーザインタフェースの評価などに有効な示唆を与えてくれるため，さまざまな産業で実験や計測が行われています。

瞬目や瞼（まぶた）の状態は覚醒度の指標として利用されることがあります。例えば自発性の瞬目において眼が閉じられている時間は覚醒度が低下するに従って延長されることが知られています（Caffier et al., 2003）。また，自動車産業における応用では，瞼が閉じられている時間の割合を指標として，覚醒度の低下や疲労の評価を行うことがあります（Dinges et al., 1998）。この指標はパークロス（percentage of eyelid closure: PERCLOS）と呼ばれています。実際に，パークロスなどの指標によって眠気を検知し，居眠り運転防止の警告を出す商品も販売されています。

(3) 表情筋

表情はコミュニケーションの重要な情報源であり，他人の感情状態

を推定する上で有効な手がかりになります。このため，顔の映像データから感情状態を推定するアルゴリズムが開発されており，商品としても販売されています。表情は顔面の表情筋（mimic muscle）を巧みに収縮させることで作られます。この表情筋の活動は，筋の近傍に2つの電極を装着し，その電位差を増幅することで，筋電図（electromyogram: EMG）として計測できます。筋電位として生理学的に計測することで，映像などで観察するよりも微細な表情の変化を検出することができます。

　被計測者の感情状態の推定において感度がよい表情筋として，大頬骨筋（zygomaticus major muscle）と皺眉筋（corrugator supercilii muscle）があります（Larsen et al., 2003）。大頬骨筋は唇の端を引っ張り上げるための筋肉で，快感情によってよく活動することが知られています。皺眉筋は眉を寄せるための筋肉で，不快感情によってよく活動することが知られています。このような表情筋を計測することで，被計測者がその環境や刺激に対してどのような感情を抱いているのかを推定することができます。

（4）生化学的反応

　我々が何かの作業に取り組むときには精神的なストレスが生じます。精神性ストレスの状態を評価することは，作業の安全性の確保や産業衛生の面で非常に重要です。また，ストレスを低減させる製品やサービスの開発は産業面においても重要です。近年，唾液，尿，血液などに表れる生化学的反応をストレスの生理心理学的指標として用いることが増えています。ストレスに関連した生化学的反応として，コルチゾール（cortisol），カテコールアミン（catecholamine）などの内分泌系の物質，分泌型免疫グロブリンA（secretory immunoglobulin A: SIgA）などの免疫系の物質があります。産業場面での応用例としては，長距離バスドライバーの運転ストレスと休暇による回復の過程をコルチゾールやカテコールアミンの計測によって調べた研究などが報告されています（Sluiter et al., 1998）。

3節　産業界における生理心理学の現状とこれから
1. 自動車開発における生理心理学的アプローチ

　ここでは自動車産業を例に挙げて，現在の研究開発において生理心理学的な知見や手法がどのように利用されているのかを紹介します。自動車産業では1980年代にカーナビゲーションシステムが発売され，その後，急速に車載情報機器の高度化が進んできました。車載情報機器はユーザにとって便利な機能を提供する一方で，運転に集中できないなどの状況を引き起こす可能性が指摘されています。車載情報機器に視線は向いていなくても，その情報に注意が向けられているような状態は「意識の脇見」と呼ばれています。このような状態では歩行者の飛び出しなどの不意な状況変化に対応できず，交通事故のリスク要因になると考えられています。自動車メーカーやサプライヤでは，ドライバーや同乗者の利便性を高めるため，新しい車載情報機器の開発を日々おこなっていますが，その車載情報機器が意識の脇見を誘発しないか，安全面での問題がないかを評価する作業が極めて重要になります。また，どのようなタイプの情報機器が安全性を低下させるのかを明らかにして，製品のコンセプト作りや設計の段階に活かす必要もあります。

　通常のドライバーはある程度の余裕をもって運転しており，不意の状況変化が起こらない限りは，意識の脇見をしている状態であっても適切な運転が可能です。このため，意識の脇見状態を運転行動から観察するのは困難です。また，ドライバー自身が意識の脇見状態を認識していないことが多く，質問紙による主観評価もドライバー状態を正確に反映しているとは限りません。このため，生理心理学的な指標によるドライバー状態の評価が求められています。例えば，本章で紹介した眼球停留関連電位などの事象関連電位を用いた注意状態の評価方法は，車載情報機器の使用に伴うドライバー状態の変化を推定する上で有効であると考えられます（Takeda et al., 2001）。

　自動車産業では2000年頃からアダプティブ・クルーズ・コントロールなどの高度運転支援システム（advanced driver assistance system）が市販車に導入されてきており，ドライバーが運転に関わる割合が減少してきています。また，2010年代からは自動運転に向

けた技術開発が盛んになっています。これらの技術が導入されることによってドライバーの研究は必要ないと考えられがちですが，生理心理学的なドライバー研究の需要はむしろ高まっています。自動運転技術はその成熟度から5つのレベルに分けて議論されます（SAE J3016, 2016）。レベル1－3では，自動運転システムが十分な安全性を確保できない場合，ドライバーはいつでも運転を交代することが求められます。このため，自動運転車両に乗車しているドライバーは他車や道路の状況を監視し，運転をいつでも交代できる準備状態を保っている必要があります。この準備状態が十分でないと，重大な事故に直結します（図6-6参照）。また，レベル4では一定の条件下（高速道路の走行など）ではドライバーに監視義務はありませんが，あらかじめ設定された状況（高速道路を離れるときなど）では運転を交代する必要があります。走行中に運転を交代することは，通常の停車状態からの運転開始とは異なり，レベル1－3と類似した問題が生じます。自動運転車両に乗車中のドライバーがどのような心理的・生理的状態にあるのかはわかっていません。このため，ドライバー状態の評価や運転準備状態を維持するための方法の研究開発が急務となっています。自動運転車両に乗車している状態では運転行動を計測することができないため，生理心理学的な評価方法への期待が高くなっており，本章で紹介したような指標が使われています（Takeda et al., 2016）。なお，ドライバーが運転交代への準備から解放されるのは完全な自動運転であるレベル5の技術が確立された後になります。

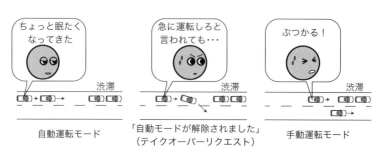

▲図6-6　自動運転において危険と考えられている状況

2. これから期待される人材

　本章では，産業界の現場で生理心理学がどのように活かされているのかを紹介するために，電気機器メーカーおよび輸送機器メーカーで生体信号計測を用いた研究をされている心理学者にコラムを執筆していただきました。現場で活躍されている研究者の声でも生理心理学が企業内での研究開発において有効に利用されていることがわかります。近年，産業界のさまざまな分野で付加価値の高い商品を提供するには，人の特性や状態を詳細に調べる必要があるとの認識が高くなっています。それに伴って，生理心理学に対する期待も高くなっており，専門家を企業の研究開発現場で雇用する動きが徐々に強まっています。しかし，まだまだ十分に人材が行き渡っている状況ではなく，生理心理学に対する誤解が多いのも事実です。例えば，心理学や脳科学を専門としていない研究開発者と話をすると，脳活動を計測すれば人の特性や状態のすべてを可視化できるという過剰な期待があると感じることがあります。将来的な計測技術の発展によって精度が向上していく可能性はありますが，現時点の脳機能計測技術によって得られる情報は人の認知活動のごく一部です。また，生理心理学に関する正しい知識を身につけていない研究者が実験を担当している場合，アルファ帯域の脳波の出現のみをもってリラックス状態であるというような極端な解釈をしてしまう例もよくあります。生理心理学的な研究手法の有効性と限界についての正しい知識を各企業内で浸透させ，その有効性を最大限に引き出していく人材が強く求められています。

　これまでにも述べたように，産業界での応用には，統制された実験室内でのデータの積み重ねのみならず，実作業場面での計測・評価が重要です。実作業場面における生体信号計測では環境ノイズなどの影響が大きいことから，複数の種類の生体信号計測や行動観察などを行って，作業者の状態を総合的に判断する必要があります。各企業においてはそれほど多くの生理心理学者が在職している訳ではありません。このため，中枢神経系から末梢神経系までの幅広い計測を1人で対応することになります。これから産業界で生理心理学者として活躍するには，学生時代に集中的に勉強した方法論に固執するのではなく，幅広い知識と技術を有していることが重要です。

電気機器メーカーでの脳波の活用

現場の声 11

　私が所属しておりますパナソニック株式会社先端研究本部のミッションは，10年後の事業を支える商品のコア技術の創出です．私はそこで，生体データで機器利用時のユーザの心理状態を測る仕事に取り組んできました．ここでは，生理心理学の知識や技術を企業の研究開発に活用するために大切だと私が考えていることを2つに絞って書きます．

　1つ目は，センサ装着の煩わしさと得られるメリットを整理し，適切に目標を設定することです．当然ですが，生体データの計測にはセンサが必要になります．例えば，脳波を計測するには，頭部に安定して電極を装着させないといけません．また，計測する生体データの種類によって得られる情報も変わります．心拍からミリ秒オーダーの心理状態の変化は推定できませんが，脳波であれば可能かもしれません．煩わしさとメリットを整理し，メリットが明らかな目標の設定が重要になります．

　一例として，補聴器の調整（フィッティング）に用いる聴覚特性を，脳波を指標に評価した私たちの取り組みをご紹介します．私たちは，センサ装着の煩わしさが小さい場面を切り出し，脳波ならではの方法で主観報告では評価しにくいユーザの感覚量を推定する，という戦略で「煩わしさくメリット」を実現しようと考えました．補聴器を使い始める前には，病院や補聴器販売店でユーザの聴覚特性を検査し，周波数ごとのゲインを調整します．しかし，なかなかうまく合わないという課題がありました．その原因の1つとして，聴覚特性検査の精度の低さが挙げられています．私たちはまず，聴覚特性を検査する場所に注目しました．病院や販売店なら検査者がセンサを装着できるからです．ユーザ自らがセンサを装着しなければ，脳波でも装着の煩わしさはそれほど大きくありません．機器購入前の1度きりの評価であればなおさらです．

　次に評価対象を，検査時のユーザの負担が大きく，感覚量であるため主観報告での検査が難しいとされる不快閾値（どれくらい大きな音まで許容できるか＝補聴器が出力する最大の音圧を決定）に定めました．私たちは，生体データ計測の明確なメリットを出せるよう，うるさくない音圧の音刺激に対する脳波から不快閾値を推定する，というアプローチをとりました．

　生理心理学の出番はここからです．仮説を立てて，実験設定を絞り込んでいきます．私たちは，いくつかの予備実験をへて，うるさくない音圧からだんだん小さくなる3連音を提示し，第2音・第3音に対する脳波反応を調べる方法にたどり着きました．健聴者と難聴者に対して検証実験を実施した結果，不快閾値を±5dB以下（難聴者の場合は±7dB程度）の誤差

で推定できました(Adachi et al., 2012)。

　2つ目は,群間の有意差あり/なしを越えて,ユーザ状態の推定を含めたプロトタイプを構築し,フィールドテストをすることです。従来の生理心理学では,実験条件の工夫によりユーザの状態を厳密に操作し,その条件差を反映して群間に有意差があるかを統計的に調べる研究が多いように思います。人の情報処理のメカニズムを調べる研究としては重要ですが,企業としては,得られた差が実際の場面でユーザの心理状態の推定に使えるのかが気になります。

　ユーザの心理状態を推定するには,生体データや行動データを何らかの手法で識別しなければなりません。波形の振幅や周波数パワーの値から単純にできればよいですが,それだけでは難しい場合が多いと思われます。特に,リアルタイム性が要求される場面では,機械学習等の新しい手法を取り入れることも必要かもしれません。そして,ユーザ状態の推定を含めたプロトタイプを構築し,どの程度使えるのかをフィールドでテストしなくてはなりません。フィールドでは,実験環境やユーザの厳密な統制はできません。その環境でユーザの心理状態の推定ができるのかが重要です。お客様に実際に使っていただけるのか,使っていただくためにはどうしたらよいのかの課題出しもできます。

　1人ですべてを行う必要はありません。周囲の力を借りてもよいと思います。社内外にはいろいろな専門性を持った技術者がたくさんいます。彼らをいかに巻き込むかも大切です。企業で(少なくともパナソニックで)研究開発をしている生理心理学の専門家の数はそれほど多くありません。けれども,企業は,よりよい商品開発のためにユーザのことを少しでも知りたいと考えています。センサデバイスや信号処理がさらに進化すれば,生体データを計測・解釈しやすくなります。今後,企業において生理心理学の知識や技術を活用できるチャンスが増えてくるだろうと考えています。

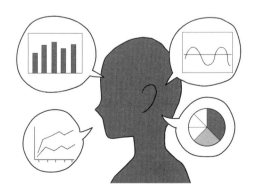

輸送機器メーカーでの心理学スキルの有用性

現場の声 12

　私は，大学で心理学を専攻して，大学院では指導教員の影響もあり，研究成果の産業応用を目指し，脳波を中心とする生理測度を用いた実験心理学の研究に取り組みました。その後，電気機器メーカーに就職し，公的研究機関の研究員を経て，現在は輸送機器メーカーで働いています。また，就職後には，社会人学生として，学際領域（ヒューマンインタフェース関連）の博士課程に在籍し，10年近くかけて博士号を取得しました。心理学を大学と大学院で学び，2つの民間企業を合わせると18年程度の業務経験があり，その間に心理学に関わる学術的な研究も並行して行ってきました。私の限られた経験ですが，心理学で学んだことは，これまでの仕事で幾度となく活かされているので，これから心理学を学んで企業で活躍していきたい方々の参考になればと思い，私の経験談を書かせていただきます。

　私が最初に就職した電気機器メーカーでは，人間と情報システムのインタラクションはどうあるべきかを検討し，その内容に基づいて，設計要件を取りまとめ，ユーザ視点で評価するという業務に取り組みました（大本ら，2000）。具体的には，人間が情報メディアに対して，どのように振る舞うかを説明してくれる The Media Equation という心理学関係の理論に基づいて，人と機械の音声対話の方法論を検討し，その方法論を使って開発したシステムのユーザビリティ評価を担当しました。この仕事では，心理学の知見をいかに情報システムに組み込むかを検討し，アンケート手法や行動分析等の心理学で学んだ評価スキルを活用できました。

　現在，私が働いている輸送機器メーカーでは，乗り物の運転者の行動やそれに伴う情報処理過程を分析することで得られる知見を応用した，新たな製品やサービスの開発に取り組んでいます。主な仕事としては，モーターサイクルの人間中心設計に基づく人間工学的手法について研究開発を行ってきました（大本・米田，2011）。この研究開発では，利用状況を把握するための調査手法の開発，要求事項に適合した設計になっているか評価するための主観，行動，生理測度を用いた実験研究等に取り組みました。具体的な研究事例としては，シナリオベースドデザイン手法を用いた設計，行動測度を用いたライダーの操縦技量の評価，生理測度を用いた精神作業負担の評価があります。

　シナリオベースドデザイン手法では，ユーザの実際の利用場面を調査して，どのような人が，どのような環境で，どのように使用するのかをシナリオとして整理して，開発関係者間で利用場面における問題点を共有する手法を検討しました。この手法では，人間特性を理解した上で質的なデー

タを収集・整理することになるので，心理学で学んだ行動観察法を活用できました。

ライダーの操縦技量に関する行動的評価手法では，モーターサイクルの走行指導員が主観的に操縦技量を評価する際，どのような点をどのように評価しているかを抽出し，その評価に対応する車両挙動や生体情報を用いて，指導員による技量評価を定量的に表現できる手法を開発しました。この手法では，走行指導員へのインタビュー等で得られるデータをテキスト解析することで要因を整理し，主観的な操縦技量の評価値を目的変数とし，客観的に計測できる物理量を説明変数とすることで，主観的な操縦技量を客観的な物理量で推定できるようになりました。この取り組みでは，心理学で学んだインタビュー手法や多変量解析等のスキルを活用できました。

精神作業負担の生理的評価手法では，脳で行われている情報処理過程を反映する評価手法を適用して，ライダーが運転時に提供される情報の負担レベルを実験室環境にて客観的に評価しました。この手法では，負担レベルの異なる視聴覚刺激課題を設定し，その際の影響を脳波の一種である事象関連電位という生理測度，エラー回数などの行動測度，精神作業負担を測定できるNASA-TLXという主観測度を用いて多面的に検討しました。このような基礎的な実験研究では，大学で学んだ実験計画法や脳波計測のテクニックを活用できました。

このような研究開発に取り組むことで，ユーザにとって不要な情報提供を削減し，提供した情報がユーザの行動や情報処理に悪影響を及ぼさないかどうかを事前にチェックすることができます。その結果，企業では，ユーザの行動や情報処理に適した製品やサービスの開発ができるようになると考えています。

心理学を学んで企業の仕事で活かせた事例を紹介しましたが，企業での仕事は，企業業績や部門方針の影響も受けますし，自分の専門である心理学に関わる仕事だけではありません。しかしながら，企業が提供する価値は，お客様の心が源泉となって生まれてくるものですので，心理学で学んだことが，企業活動の各所で活かせる点については疑う余地はありません。欧米では心理学出身で，その専門性を活かして民間企業で活躍している人が多いと聞いています。日本においても，今後ますます心理学の重要性が認められ，活躍する人たちが増えていくものと考えています。

付録　さらに勉強するための推薦図書

『臨床神経心理学―神経・生理心理学―』
緑川　晶・山口加代子・三村　將（編）（2018）　医歯薬出版

　公認心理師養成カリキュラムに対応して新たに編纂されたテキストですが，優れた執筆陣によって高度な内容がわかりやすく解説されています。理解を確かめるための問題も用意されています。

『神経心理学入門』
山鳥　重（1985）　医学書院

　日本の臨床神経心理学を牽引されてきた山鳥　重先生の手による伝説的な名著です。MRI が普及するまでの研究成果が中心ですが，出版から 30 年以上たった現在でも読むたびに発見のある 1 冊です。

『生理心理学と精神生理学　第Ⅰ～Ⅲ巻』
日本生理心理学会（企画）　堀　忠雄・尾﨑久記（監修）（2017，2017，2018）　北大路書房

　日本生理心理学会が企画した生理心理学・心理生理学の教科書であり，現在の日本でのこの領域の研究を概観できるシリーズです。前シリーズである『新生理心理学』（1997，1998，北大路書房）（特に第 2，3 巻）にも，ぜひ目を通してください。

『心理生理学―こころと脳の心理科学ハンドブック―』
J. L. アンドレアッシ（著）　今井　章（監訳）（2012）　北大路書房

　今では珍しく，1 人の著者が最初から最後まで書き上げた心理生理学の教科書です。ややボリュームがありますが，通して読むとこの領域を概観することができます。

『ウソ発見―犯人と記憶のかけらを探して―』
平　伸二・桐生正幸・中山　誠・足立浩平（編著）（2000）　北大路書房

　日本のポリグラフ検査に携わる人々が，現場での活用状況について詳しく書いている貴重な 1 冊です。

『商品開発のための心理学』
熊田孝恒（編著）(2015) 勁草書房

この本では，自動車産業をはじめとするさまざまな業種での商品やサービスの開発に関わっている心理学者が研究事例を紹介しています。具体的な研究の内容が紹介されていますので，実際の研究開発現場の雰囲気がよくわかる本です。

『心理学から考えるヒューマンファクターズ—安全で快適な新時代へ—』
篠原一光・中村隆宏（編）(2013) 有斐閣

この本では，生理心理学を含む心理学と人間工学分野との接点について幅広く紹介されています。人間工学的な視点から心理学を勉強したい方にお薦めしたい参考図書です。

『快適睡眠のすすめ』
堀　忠雄 (2000) 岩波書店

夜の睡眠のことしか書かれていない本が多い中，この本は夜間睡眠だけでなく日中の覚醒度など睡眠と覚醒について全般的に書かれており，とてもバランスがよいこと，そして，実験研究等のエビデンスに基づいて書かれているところがお薦めです。

『快適な眠りのための睡眠習慣チェックノート』
林　光緒・宮崎総一郎・松浦倫子 (2015) 全日本病院出版会

睡眠や日中覚醒に関する40項目のQ&Aがあり，普段自分がどのような行動をとっているかをチェックすることで睡眠の知識を深めるとともに，生活習慣の見直しを図ることができるようになっています。睡眠関係の本で自分の生活を見直すようにできている本は他にないことと，Q&A形式なので初学者にとってとっつきやすい本です。

『スタンフォード式最高の睡眠』
西野精治 (2017) サンマーク出版

「睡眠負債」という言葉は2017年の流行語大賞ベストテンに選ばれました。睡眠負債がなぜよくないのか，どのようにすれば良質の睡眠が得られるのかについて，最新の研究データに基づいてわかりやすく解説している本です。

文 献

● 第 1 章

Andreassi, J. L. (2007). *Psychophysiology: Human behavior & physiological response* (5th ed.). Mahwah, NJ: Lawrence Erlbaum Associates Publishers.（今井　章（監訳）(2012). 心理生理学―こころと脳の心理科学ハンドブック―　北大路書房）

Bear, M. F., Connors, B. W., & Paradiso, M. A. (2006). *Neuroscience: Exploring the brain* (3rd ed.). Philadelphia: Lippincott Williams & Wilkins.（加藤宏司・後藤　薫・藤井　聡・山崎良彦（監訳）(2007). 神経科学―脳の探求―　西村書店）

Cacioppo, J. T., Tassinary, L. G., & Berntson, G. G. (2017). Strong inference in psychophysiological science. In J. T. Cacioppo, L. G. Tassinary, & G. G. Berntson (Eds.), *Handbook of Psychophysiology* (4th ed., pp. 3-15). Cambridge: Cambridge University Press.

Carlson, N. R. (2012). *Physiology of Behavior* (11th ed.). Upper Saddle River, New Jersey: Prentice Hall.（泰羅雅登・中村克樹（監訳）(2013). 第4版 カールソン 神経科学テキスト―脳と行動―　丸善出版）

Kandel, E., Schwartz, J., Jessell, T., Siegelbaum, S., & Hudspeth, A. J. (2013). *Principles of Neural Science* (5th ed.). New York: McGraw-Hill.（金澤一郎・宮下保司（監修）(2014). カンデル神経科学　メディカル・サイエンス・インターナショナル）

新美良純 (1985). 生理心理学と精神生理学　宮田　洋・藤澤　清・柿木昇治（編）　生理心理学 (pp. 4-9)　朝倉書店

Stern, J. A. (1964). Toward a definition of psychophysiology. *Psychophysiology*, **1**, 90-91.

● 第 2 章

阿部順子・東川悦子 (2015). 高次脳機能障害を生きる―当事者・家族・専門職の語り―　ミネルヴァ書房

Beaumont, J. G. (2008). *Introduction to Neuropsychology* (2nd ed.). New York: Guilford Press.（安田一郎（訳）(2009). 神経心理学入門（増補新版）　青土社）

Finger, S. (1994). *The origins of neuroscience: A history of explorations into brain function.* New York: Oxford University Press.

Gardner, H. (1975). *The shattered mind.* New York: Alfred A. Knopf.（酒井　誠・大嶋美登子（訳）(1986). 砕かれた心―脳損傷の犠牲者たち―　誠信書房）

橋本圭司 (2007). 高次脳機能障害がわかる本―対応とリハビリテーション―　法研

河内十郎 (2013). 心理学の世界　専門編17 神経心理学―高次脳機能研究の現状と問題点―　培風館

小嶋知幸 (2014). 失語症の源流を訪ねて―言語聴覚士のカルテから―　金原出版

小海宏之 (2015). 神経心理学的アセスメント・ハンドブック　金剛出版

Lezak M. D., Howieson D. B., Bigler E. D., & Tranel D. (2012). *Neuropsychological Assessment* (5th ed.). Oxford: Oxford University Press

Luria, A. R. (1973). *The Working Brain.* New York: Basic Books

Mind Exchange Working Group. (2013). Assessment, diagnosis, and treatment of HIV-associated neurocognitive disorder: A consensus report of the mind exchange program. *Clinical Infectious Diseases*, **56**, 1004-1017.

Ramachandran, V. S., & Blakeslee, S. (1998). *Phantoms in the brain: Probing the mysteries of the human mind.* New York: William Morrow.（山下篤子（訳）(1999). 脳の中の幽霊　角川書店）

Sacks, O. W. (1985). *The man who mistook his wife for a hat and other clinical tales.* New York: Summit.（高見幸郎・金沢泰子（訳）(1992). 妻を帽子とまちがえた男　晶文社）

関　啓子 (2014). まさか, この私が―脳卒中からの生還―　教文館

柴本　礼 (2010). 日々コウジ中―高次脳機能障害の夫と暮らす日常コミック―　主婦の友社

Strauss, E., Sherman, E. M. S., & Spreen, O.（2006）. *A compendium of neuropsychological tests: Administration, norms, and commentary*. New York: Oxford University Press.
杉下守弘（1985）. 言語と脳　紀伊国屋書店
渡邉　修（2008）. 高次脳機能障害と家族のケア―現代社会を蝕む難病のすべて―　講談社
山田規畝子（2004）. 壊れた脳　生存する知　講談社
山鳥　重（1985a）. 神経心理学入門　医学書院
山鳥　重（1985b）. NHK ブックス　No. 482　脳からみた心　日本放送出版協会
山鳥　重（2007）. 高次脳機能障害とは　山鳥　重・早川裕子・博野信次・三村　將・先崎　章（著）　高次脳機能障害マエストロシリーズ 1 巻　基礎知識のエッセンス（pp. 12-26）　医歯薬出版
山内俊雄・鹿島晴雄（2015）. 精神・心理機能評価ハンドブック　中山書店

▶ 現場の声 1
中島八十一（2006）. 高次脳機能障害の現状と診断基準　中島八十一・寺島　彰（編）　高次脳機能障害ハンドブック―診断・評価から自立支援まで―（pp.1-20）　医学書院
蜂須賀研二・加藤徳明・岩永　勝・岡崎哲也（2011）. 日本の高次脳機能障害者の発症数　高次脳機能研究, **31**（2）, 143-150.

● 第 3 章
牧野順四郎（1993）. 心理学における行動研究の意義　心理学評論, **36**, 3-17.
Marr, D.（1982）. *Vision: A computational investigation into the human representation and processing of visual information*. San Francisco: W. H. Freeman.（乾　敏郎・安藤広志（訳）（1987）. ビジョン―視覚の計算理論と脳内表現　産業図書）
Russell, W. M. S., & Burch, R. L.（1959）. *The Principles of Humane Experimental Technique*. London: Methuen.（笠井憲雪（訳）（2012）. 人道的な実験技術の原理―動物実験技術の基本原理 3R の原点―　アドスリー）
von Uexküll, J., & Kriszat, G.（1934; 1970）. *Streifzüge durch die umwelten von tieren und menschen*. Frankfurt: S. Fischer Verlag.（日高敏隆・羽田節子（訳）（2005）. 生物から見た世界　岩波書店）

● 第 4 章
青木真純・勝二博亮（2008）. 聴覚優位で書字運動に困難を示す発達障害児への漢字学習支援　特殊教育学研究, **46**（3）, 193-200.
Bavelier, D., & Neville, H. J.（2002）. Cross-modal plasticity: Where and how? *Nature Reviews Neuroscience*, **3**（6）, 443-452.
Bellugi, U., Lichtenberger, L., Jones, W., Lai, Z., & St. George, M.（2001）. The neurocognitive profile of Williams syndrome: A complex pattern of strengths and weaknesses. In U. Bellugi, & A. M. Galaburda（Eds.）, *Journey from cognition to brain to gene: Perspectives from Williams syndrome*（pp.1-41）. London: The MIT Press.
Burton, H., Snyder, A. Z., Conturo, T. E., Akbudak, E., Ollinger, J. M., & Raichle, M. E.（2002）. Adaptive changes in early and late blind: A fMRI study of Braille reading. *Journal of Neurophysiology*, **87**（1）, 589-607.
Cotzin, M., & Dallenbach, K. M.（1950）. "Facial vision:" the role of pitch and loudness in the perception of obstacles by the blind. *The American Journal of Psychology*, **63**（4）, 485-515.
Frangou, S., Aylward, E., Warren, A., Sharma, T., Barta, P., & Pearlson, G.（1997）. Small planum temporale volume in Down's syndrome: A volumetric MRI study. *American Journal of Psychiatry*, **154**, 1424-1429.
Graham, F. K., & Jackson, J. C.（1970）. Arousal systems and infant heart rate responses. *Advances in Child Development and Behavior*, **5**, 59-117.
Green, K. M., Julyan, P. J., Hastings, D. L., & Ramsden, R. T.（2005）. Auditory cortical activation and speech perception in cochlear implant users: effects of implant experience and duration of deafness. *Hearing Research*, **205**（1-2）, 184-192.
保坂俊行（2003）. 学校場面におけるパルスオキシメーターを使用した心拍反応パタンにもと

づく学習評価の検討　特殊教育学研究, **41**（4）, 387-393.
Kita, Y., Yamamoto, H., Oba, K., Terasawa, Y., Moriguchi, Y., Uchiyama, H., Seki, A., Keoda, T., & Inagaki, M.（2013）. Altered brain activity for phonological manipulation in dyslexic Japanese children. *Brain*, **136**（12）, 3696-3708.
Mishkin, M., Ungerleider, L. G., & Macko, K. A.（1983）. Object vision and spatial vision: Two cortical pathways. *Trends in Neurosciences*, **6**, 414-417.
中　佳久（2006）. 養護学校における肥満指導　小児看護, **29**（6）, 725-729.
中村みほ（2009）. ウィリアムズ症候群の視覚認知機能　認知神経科学, **11**（1）, 48-53.
中村みほ・水野誠司・熊谷俊幸（2010）. Williams 症候群における視空間認知障害に対応した書字介入法の検討　脳と発達, **42**（5）, 353-358.
Neville, H. J., Bavelier, D., Corina, D., Rauschecker, J., Karni, A., Lalwani, A., Braun, A., Clark, V., Jezzard, P., & Turner, R.（1998）. Cerebral organization for language in deaf and hearing subjects: Biological constraints and effects of experience. *Proceedings of the National Academy of Sciences*, **95**（3）, 922-929.
Neville, H. J., & Lawson, D.（1987）. Attention to central and peripheral visual space in a movement detection task: An event-related potential and behavioral study. II. Congenitally deaf adults. *Brain Research*, **405**（2）, 268-283.
大橋千里・金子龍一（2009）. ダウン症候群男児の日常身体活動量が持久性能力と肥満度に及ぼす影響について　富山商船高等専門学校研究集録, **42**, 145-149.
岡澤慎一・川住隆一（2005）. 自発的な身体の動きがまったく見いだされなかった超重症児に対する教育的対応の展開過程　特殊教育学研究, **43**（3）, 203-214.
親松紗知・平山太市・勝二博亮（2014）. 視線パターンからみた手話読み取り能力―手話熟達度の違いによる検討―　茨城大学教育学部紀要（教育科学）, **63**, 183-194.
Sadato, N., Okada, T., Honda, M., & Yonekura, Y.（2002）. Critical period for cross-modal plasticity in blind humans: A functional MRI study. *Neuroimage*, **16**（2）, 389-400.
齋木久美（2015）. 小学校入門期のひらがな書字指導に関する一考察　茨城大学教育学部紀要（教育科学）, **64**, 325-334.
齋木久美・塩出智代美・国本さやみ（2013）. 幼児に対する書字支援に関する研究―色付きマスを用いて―　書写書道教育研究, **28**, 31-36.
Shoji, H., Koizumi, N., & Ozaki, H.（2009）. Linguistic lateralization in adolescents with Down syndrome revealed by a dichotic monitoring test. *Research in Developmental Disabilities*, **30**（2）, 219-228.
Wanet-Defalque, M. C., Veraart, C., De Volder, A., Metz, R., Michel, C., Dooms, G., & Goffinet, A.（1988）. High metabolic activity in the visual cortex of early blind human subjects. *Brain Research*, **446**（2）, 369-373.
Zekulin-Hartley, X. Y.（1981）. Hemispheric asymmetry in Down's syndrome children. *Canadian Journal of Behavioural Science*, **13**, 210-217.

● 第 5 章
Ben-Shakhar, G.（2002）. A critical review of the Control Questions Test（CQT）. In M. Kleiner（Ed.）, *Handbook of Polygraph Testing*（pp. 103-126）. San Diego: Academic Press.
Ben-Shakhar, G., & Furedy, J. J.（1990）. *Theories and Applications in the Detection of Deception*. New York: Springer-Verlag.
Bradley, M. M.（2009）. Natural selective attention: Orienting and emotion. *Psychophysiology*, **46**, 1-11.
Dan-Glauser, E. S., & Gross, J. J.（2011）. The temporal dynamics of two response-focused forms of emotion regulation: Experiential, expressive, and autonomic consequences. *Psychophysiology*, **48**, 1309-1322.
Gamer, M.（2011）. Detecting of deception and concealed information using neuroimaging techniques. In B. Verschuere, G. Ben-Shakhar, & E. Meijer（Eds.）, *Memory Detection: Theory and Application of the Concealed Information Test*（pp. 90-113）. New York: Cambridge University

Press.
平 伸二・中山 誠・桐生正幸・足立浩平（編著）（2000）．ウソ発見―犯人と記憶のかけらを探して― 北大路書房．
廣田昭久・小川時洋・松田いづみ・高澤則美（2009）．隠匿情報検査時に生じる自律神経系反応の生起機序モデル 生理心理学と精神生理学, **27**, 17-34.
松田いづみ（2016）．隠すことの心理生理学―隠匿情報検査からわかったこと― 心理学評論, **59**, 162-181.
入戸野宏（2013）．P300 応用―認知科学の立場から― 臨床神経生理学, **41**, 86-92.
小川時洋・松田いづみ・常岡充子（2013）．隠匿情報検査の妥当性―記憶検出技法としての正確性の実験的検証― 日本法科学技術学会誌, **18**, 35-44.
Osugi, A. (2011). Daily application of the concealed information test: Japan. In B. Verschuere, G. Ben-Shakhar, & E. Meijer (Eds.), *Memory Detection: Theory and Application of the Concealed Information Test* (pp. 253-275). Cambridge, UK: Cambridge University Press.
澤田幸展（2009）．呼吸調節に関する心理生理学的な見方 心理学評論, **52**, 165-185.

● 第6章
Allison, B. Z., & Polich, J. (2008). Workload assessment of computer gaming using a single-stimulus event-related potential paradigm. *Biological Psychology*, **77**, 277-283.
Ayaz, H., Shewokis, P. A., Bunce, S., Izzetoglu, K., Willems, B., & Onaral, B. (2012). Optical brain monitoring for operator training and mental workload assessment. *NeuroImage*, **59**, 36-47.
Caffier, P. P., Erdmann, U., & Ullsperger, P. (2003). Experimental evaluation of eye-blink parameters as a drowsiness measure. *European Journal of Applied Physiology*, **89**, 319-325.
Calhoun V. D., Pekar, J. J., McGinty, V. B., Adali, T., Watson, T. D., & Pearlson, G. D (2002). Different activation dynamics in multiple neural systems during simulated driving. *Human Brain Mapping*, **16**, 158-167.
Davidson, R. J. (2004). What does the prefrontal cortex "do" in affect: perspectives on frontal EEG asymmetry research. *Biological Psychology*, **67**, 219-234.
Dinges, D. F., Mallis, M. M., Maislin, G., & Powell, J. W. (1998). Final report: Evaluation of techniques for ocular measurement as an index of fatigue and as the basis for alertness management. National Highway Traffic Safety Administration, Report No. DOT HS 808 762.
Hart, S. G., & Staveland, L. E. (1988). Development of NASA-TLX (Task Load Index): Results of empirical and theoretical research. In P. A. Hancock & N. Meshkati (Eds.), *Human Mental Workload* (pp. 139-183). Amsterdam: North Holland Press.
Hugdahl, K. (1996). Cognitive influences on human autonomic nervous system function. *Current Opinion in Neurobiology*, **6**, 252-258.
Ishihara, T., & Yoshii, N. (1972). Multivariate analytic study of EEG and mental activity in Juvenile delinquents. *Electroencephalography and Clinical Neurophysiology*, **33**, 71-80.
Kahneman, D. (1973). *Attention and Effort*. Englewood Clifts, NJ: Prentice Hall.
Kramer, A. F., Trejo, L. J., & Humphrey, D. (1995). Assessment of mental workload with task-irrelevant auditory probes. *Biological Psychology*, **40**, 83-100.
Lal, S. K. L., & Craig, A. (2001). A critical review of the psychophysiology of driver fatigue. *Biological Psychology*, **55**, 173-194.
Larsen, J. T., Norris, C. J., & Cacioppo, J. T. (2003). Effects of positive and negative affect on electromyographic activity over zygomaticus major and corrugator supercilii. *Psychophysiology*, **40**, 776-785.
Malik, M., Bigger, J. T., Camm, A. J., Kleiger, R. E., Malliani, A., Moss, A. J., & Schwartz, P. J. (1996). Heart rate variability: Standards of measurement, physiological interpretation, and clinical use. *European Heart Journal*, **17**, 354-381.
SAE J3016 (2016). Taxonomy and definitions for terms related to driving automation systems for on-road motor vehicles.
http:// standards.sae.org/ j3016_201609/

Parasuraman, R.(2003). Neuroergonomics: Research and practice. *Theoretical Issues in Ergonomics Science*, **4**, 5-20.

Pfurtscheller, G., Brunnera, C., Schlögla, A., & Lopes da Silva, F. H.(2006). Mu rhythm (de) synchronization and EEG single-trial classification of different motor imagery tasks. *NeuroImage*, **31**, 153-159.

Sluiter, J. K., van der Beek, A. J., & Frings-Dresen, H. M.(1998). Work stress and recovery measured by urinary catecholamines and cortisol excretion in long distance coach drivers. *Occupational & Environmental Medicine*, **55**, 407-413.

Takeda, Y., & Kimura, M.(2014). The auditory N1 amplitude for task-irrelevant probes reflects visual interest. *International Journal of Psychophysiology*, **94**, 35-41.

Takeda, Y., Okuma, T., Kimura, M., Kurata, T., Takenaka, T., & Iwaki, S.(2014). Electrophysiological measurement of interest during walking in a simulated environment. *International Journal of Psychophysiology*, **93**, 363-370.

Takeda, Y., Sato, T., Kimura, K., Komine, H., Akamatsu, M., & Sato, J.(2016). Electrophysiological evaluation of attention in drivers and passengers: Toward an understanding of drivers' attentional state in autonomous vehicles. *Transportation Research Part F: Traffic Psychology and Behaviour*, **42**, 140-150.

Takeda, Y., Sugai, M., & Yagi, A.(2001). Eye fixation related potentials in a proof reading task. *International Journal of Psychophysiology*, **40**, 181-186.

Takeda, Y., Yoshitsugu, N., Itoh, K., & Kanamori, N.(2012). Assessment of attentional workload while driving by eye-fixation-related potentials. *Kansei Engineering International Journal*, **11**, 121-126.

Wiberg, H., Nilsson, E., Lindén, P., Svanberg, B., & Poom, L.(2015). Physiological responses related to moderate mental load during car driving in field conditions. *Biological Psychology*, **108**, 115-125.

Yagi, A.(1981). Visual signal detection and lambda responses. *Electroencephalography and Clinical Neurophysiology*, **52**, 604-610.

八木昭宏（2002）． 眼球停留関連電位の産業場面への応用　心理学評論, **45**, 103-117.

▶ 現場の声11

Adachi, S., Morikawa, K., Kato, Y. O., Ozawa, J. & Nittono, H.(2012). Estimating uncomfortable loudness levels using evoked potentials to auditory stimuli for hearing aid fitting. *Proceedings of The 34th Annual International Conference of the IEEE Engineering in Medicine and Biology Society* , 2108-2111.

▶ 現場の声12

大本浩司・中嶋　宏・森島泰則（2000）．　Voice User Interface における設計技術—電話音声対話システムの設計手法について—　*Omron technics*, **40**（1）, 133, 6-10.

大本浩司・米田圭祐（2011）．　自動二輪車の人間中心設計に基づく人間工学的手法の研究事例　*IATSS Review*, **36**（1）, 14-23

索引

●人名
Broca, P. P. 26
Brodmann, K. 8
Gall, F. J. 25
Gardner, H. 45
Keller, H. A.（ヘレン・ケラー） 76
Lombroso, C. 100
Luria, A. R. 34
Marr, D. 56
新美良純 2
Parasuraman, R. 131
Penfield, W. G. 3
Ramachandran, V. S. 42
Sacks, O. W. 42
Stern, J. A. 1
Von Uexküll, J. 61
Wernicke, K. 27
山鳥 重 42

●い
意識の脇見 143
一過性心拍変動 87
隠匿情報検査法 100

●う
ウィリアムズ症候群 83
ウェルニッケ野 28
運動神経 4

●お
オプトジェネティクス 64

●か
灰白質 8
科学警察研究所 123
科学捜査研究所 104
学習 55
覚醒 35
覚醒水準 13
課題非関連プローブ法 136
活動電位 6
感覚神経 4
眼球停留関連電位 135
感情・情動 36
眼電図 12
鑑別診断 30

●き
記憶 35
規準化脈波容積 107
基礎律動 132
機能局在 10

近赤外線分光法 138
筋電図 12

●く
グリア細胞 7

●け
血液脳関門 7
言語聴覚士 43

●こ
交感神経系 4
高次脳機能 1, 25
公認心理師 43
呼吸 108
骨相学 26

●し
事象関連（脳）電位 14
実験神経心理学 24
失行 28, 37
失語（症） 27, 37
失認 28, 36
自動運転 143
視野分割呈示法 24
従属変数 1
商品開発 129
自律神経系 4
進化 60
神経科学 23
神経核 8
神経系 4
神経細胞 5
神経心理学 1
神経発達障害 30
心電図 12
心拍数 106
心拍変動率 14
心理生理学 1

●す
睡眠 18
スキナー箱 67

●せ
生化学的指標 13
精神的負荷 129
生理心理学 1
脊髄 4
脊髄神経 4

159

●た
対照質問法　100
体性神経系　4
大脳半球機能差　24
大脳皮質　8
ダウン症候群　83
探索質問法　103

●ち
知的障害　82
注意　35
中枢神経系　4
跳躍伝導　6

●て
定位反応　109
テスト・バッテリー　41
伝達物質　6

●と
動愛法　65
闘病記　41
特別支援学校　75
特別支援教育　75
独立変数　1

●に
ニューロエルゴノミックス　131
ニューロン　5
認知症　30

●の
脳　4
脳外傷　32
脳科学　23
脳血管障害　32
脳腫瘍　33
脳神経　4
脳電図　12
脳の可塑性　78
脳波　12

●は
背側経路　84
白質　8

発達障害　75
犯罪捜査　99
半側空間無視　37

●ひ
比較神経心理学　24
皮質局在論　26
皮膚電気活動　14, 104
表情筋　142
病態失認　40

●ふ
副交感神経系　4
腹側経路　84
ブローカ野　27
ブロードマンの脳地図　8

●ほ
ポリグラフ検査　99

●ま
末梢神経系　4

●み
ミュー律動　133

●り
リハビリテーション　31
両耳分離聴　24, 83
臨床神経心理学　25

●れ
連合　55
連合野　10

●アルファベット
fm シータ律動　133
fMRI　13
NIRS　24
NPV　107
P3　110
PET　13

▎シリーズ監修者

太田信夫　（筑波大学名誉教授・東京福祉大学教授）

▎執筆者一覧 （執筆順）

片山順一	（編者）	はじめに，第1章，
山下　光	（愛媛大学）	第2章
佐藤暢哉	（関西学院大学）	第3章
勝二博亮	（茨城大学）	第4章
松田いづみ	（青山学院大学）	第5章
武田裕司	（国立研究開発法人　産業技術総合研究所）	第6章

▎現場の声　執筆者一覧　（所属等は執筆当時のもの）

現場の声1	白川雅之	（兵庫県立リハビリテーション中央病院）
現場の声2	中尾　綾	（愛媛大学医学部附属病院）
現場の声3	金森　雅	（兵庫医科大学病院）
現場の声4	長坂泰勇	（日本イーライリリー　株式会社）
現場の声5	大平耕司	（武庫川女子大学）
	小島正己	（国立研究開発法人　産業技術総合研究所）
現場の声6	溝越彩乃	（茨城県立水戸特別支援学校）
現場の声7	佐藤記子	（株式会社　LITALICO）
現場の声8	覺張茂樹	（茨城県立境特別支援学校）
現場の声9	大杉朱美	（兵庫県警察本部刑事部科学捜査研究所）
現場の声10	常岡充子	（科学警察研究所）
現場の声11	足立信夫	（パナソニック　株式会社）
現場の声12	大本浩司	（ヤマハ発動機　株式会社）

【監修者紹介】

太田信夫（おおた・のぶお）

1971 年　名古屋大学大学院教育学研究科博士課程単位取得満了
現　在　筑波大学名誉教授，東京福祉大学教授，教育学博士（名古屋大学）
【主著】
　記憶の心理学と現代社会（編著）　有斐閣　2006 年
　記憶の心理学（編著）　ＮＨＫ出版　2008 年
　記憶の生涯発達心理学（編著）　北大路書房　2008 年
　認知心理学：知のメカニズムの探究（共著）　培風館　2011 年
　現代の認知心理学【全7巻】（編者代表）　北大路書房　2011 年
　Memory and Aging（共編著）Psychology Press　2012 年
　Dementia and Memory（共編著）Psychology Press　2014 年

【編者紹介】

片山順一（かたやま・じゅんいち）

1989 年　関西学院大学大学院文学研究科博士後期課程単位取得退学
現　在　関西学院大学文学部教授，関西学院大学応用心理科学研究センター
　　　　（CAPS）センター長，博士（文学，関西学院大学）
【主著】
　意味的な期待の心理生理学　多賀出版　1995 年
　新生理心理学　第 2 巻　生理心理学の応用分野（分担執筆）　北大路書房　1997 年
　商品開発・評価のための生理計測とデータ解析ノウハウ（分担執筆）　エヌ・ティー・エス　2017 年
　生理心理学と精神生理学　第 II 巻　応用（編集）　北大路書房　2017 年

シリーズ心理学と仕事 2　神経・生理心理学

| 2019 年 5 月 10 日　初版第 1 刷印刷 | 定価はカバーに表示 |
| 2019 年 5 月 20 日　初版第 1 刷発行 | してあります。 |

監修者　太田信夫

編　者　片山順一

発行所　（株）北大路書房

〒 603-8303　京都市北区紫野十二坊町 12-8
電　話　（075）431-0361（代）
FAX　（075）431-9393
振替　01050-4-2083

©2019　　　　　　　　　イラスト／田中へこ
印刷・製本／創栄図書印刷（株）
検印省略　落丁・乱丁本はお取り替えいたします。
ISBN978-4-7628-3068-6　Printed in Japan

・ JCOPY 〈(社)出版者著作権管理機構 委託出版物〉
本書の無断複写は著作権法上での例外を除き禁じられています。
複写される場合は，そのつど事前に，(社)出版者著作権管理機構
（電話 03-5244-5088, FAX 03-5244-5089, e-mail: info@jcopy.or.jp）
の許諾を得てください。